DE

L'ÉLECTRO-PUNCTURE

DANS LA CURE DES

ANÉVRYSMES INTRA-THORACIQUES

ÉTUDE EXPÉRIMENTALE ET CLINIQUE

PAR

le Dr Laurent ROBIN

Ancien interne, lauréat des hôpitaux, etc.

FIGURÉS ET PLANCHES

PARIS

Vve FRÉDÉRIC HENRY

LIBRAIRIE DES SCIENCES MÉDICALES

13, RUE DE L'ÉCOLE-DE-MÉDECINE, 13

1880

DE

L'ÉLECTRO-PUNCTURE

dans la cure des

ANÉVRYSMES INTRA-THORACIQUES

DE
L'ÉLECTRO-PUNCTURE

DANS LA CURE DES

ANÉVRYSMES INTRA-THORACIQUES

ÉTUDE EXPÉRIMENTALE ET CLINIQUE

PAR

le Dʳ Laurent ROBIN

Ancien interne, lauréat des hôpitaux, etc.

FIGURES ET PLANCHES

PARIS

Vᵛᵉ FRÉDÉRIC HENRY

LIBRAIRIE DES SCIENCES MÉDICALES

13, RUE DE L'ÉCOLE-DE-MÉDECINE, 13

1880

INTRODUCTION

Qu'on fasse pénétrer dans les tissus des aiguilles, qu'on les mette en communication avec les deux pôles d'une pile, qu'on y laisse passer un courant galvanique et l'on aura institué l'ÉLECTRO-PUNCTURE.

Peut-on appliquer l'électro-puncture à la cure des anévrysmes intra-thoraciques?

Quelle est la manière de procéder?

Quels sont les résultats qu'on peut attendre de cette méthode thérapeutique?

Tels sont les différents points que nous nous sommes proposé d'étudier dans ce travail et que nous allons essayer d'élucider, en nous inspirant des excellentes leçons de nos maîtres, en nous aidant des travaux de nos devanciers, et en nous appuyant sur une série de recherches expérimentales et cliniques qu'il nous a été donné de faire durant le cours de notre internat dans les hôpitaux de Paris.

HISTORIQUE

Si l'application de l'électro-puncture à la cure des anévrysmes intra-thoraciques est de date toute récente, nous devons reconnaître cependant que cette méthode thérapeutique n'est pas née de toute pièce et qu'elle n'est point absolument nouvelle.

Vers 1802, presque aussitôt après l'invention de Volta, Carlisle et Nicholson remarquèrent que l'eau était décomposée en ses éléments hydrogène et oxygène, lorsqu'on la faisait traverser par un courant voltaïque ; l'oxygène se portait au pôle positif, l'hydrogène au pôle négatif.

Quelques mois plus tard, Humphry-Davy et Faraday observaient qu'en agissant sur des liquides chimiquement plus complexes que l'eau, sur une solution saline, par exemple, des phénomènes nouveaux se produisaient. Les acides allaient au pôle positif ; les bases, au contraire, se rendaient au pôle négatif. Ainsi étaient découvertes les propriétés chimiques de la pile de Volta.

De 1809 à 1830, pendant que les actions thermiques de la pile sont utilisées par Crussell, de Saint-Pétersbourg, pour la destruction des tumeurs, par H. Davy, pour la décomposition des tissus animaux, Brugnatelli et Brandes, Prévost, Dumas, Ev. Homes (1), Moson, étudient l'action des courants électriques sur l'albumine en général. Ils constatent que le blanc d'œuf se coagule au pôle positif et qu'une substance transparente, analogue à une gelée, se forme au niveau du pôle négatif. Mais, c'est sur-

----

(1) Voyez Ev. Home : Hints on the subject of animal secretions, dans *Philosoph Transacts*, 1809, in-4°, page 387.

tout de 1830 à 1845 que cette action coagulante de l'é-
lectricité préoccupe un grand nombre de savants.
Pravaz, de Lyon, en expérimentant sur les moyens pro-
pres à prévenir l'absorption rapide des virus, est frappé
de la rapidité avec laquelle le sang se coagule sous l'influence du galvanisme. Le 8 janvier 1831 (1), il fait part
de cette circonstance à Alph. Guérard qui lui propose de
tenter par ce moyen l'oblitération du sac anévrysmal.
Malheureusement, ils ne poursuivent pas ces études intéressantes.

En 1837, dans sa thèse inaugurale, Clavel, après avoir
démontré qu'il suffit d'une seule minute de galvano-puncture pour oblitérer solidement la fémorale d'un chien,
conclut qu'il est possible de traiter les anévrysmes par la
galvano-puncture. L'année suivante, Gérard, de 'Lyon
dans un travail fort intéressant paru le 24 août 1838,
vient s'inscrire en faux contre la conclusion de Clavel.
Pour Gérard (2), les phénomènes de la coagulation
sont bien différents au pôle positif et au pôle négatif. Si
le courant est faible, la coagulation s'effectue au pôle positif; le contraire a lieu lorsque le courant est fort; néanmoins, il conclut entre autres choses : — que la galvano-
puncture détermine sur les parois vasculaires des eschares dont la chute expose à l'hémorrhagie, — qu'elle
dégage des gaz qui peuvent être emportés dans la
circulation et devenir nuisibles, — que si la galvano-
puncture oblitère les artères des chiens, cela tient à la
grande plasticité de leur sang, — que le caillot noirâtre
formé seulement au pôle positif *serait incapable d'oblitérer*
une poche anévrysmale. — Évidemment ces conclusions
toute théoriques étaient un peu prématurées, puisqu'en
1845, Pétrequin traite avec succès par ce moyen un anévrysme traumatique de l'artère temporale et marque de

(1) *Gazette médicale*, 1831, page 20.
(2) J.-A. Gérard, Thèse de Paris, 1838, n° 306.

son nom la première application heureuse de la galvano-
puncture dans la cure des anévrysmes externes.

Pendant que ces faits se produisent en France, une
commission médicale, formée en 1840 par les savants ita-
liens, Strambio (1), Guaglino, Tizzoni et Restelli, étudie
sur les animaux l'action coagulante des courants électriques. — Ces expérimentateurs montrent que le pôle négatif d'une pile, introduit dans une artère, ne jouit d'aucune propriété coagulante, tandis que le pôle positif est
le point de départ d'une coagulation qui, incomplète d'a-
bord, devient au bout de quelque temps, assez solide
pour oblitérer un vaisseau artériel. Ils constatent aussi
que la coagulation est plus complète dans les vaisseaux
où la circulation se fait librement, que dans ceux où des
ligatures arrêtent le courant sanguin.

C'est en se basant à la fois sur le succès du chirurgien
français Pétrequin et sur les expériences de ses compa-
triotes de Turin, que le professeur *Ciniselli*, de Crémone,
applique cette méthode au traitement des anévrysmes de
l'aorte en 1846. — Pendant plusieurs années, les insuccès
sont si notoires, qu'en 1866, dans son remarquable travail
sur les anévrysmes, le professeur Lefort (2) écrit : « Il nous
« est difficile d'accepter l'opinion du comité de Turin :
« l'introduction d'aiguilles dans une poche anévrysmale,
« en rapport plus ou moins direct avec la cavité de
« l'aorte et de l'innominée, nous paraît présenter de
« trop graves dangers : si une hémorrhagie survient en
« retirant les aiguilles, elle pourra amener d'une ma-
« nière rapide la terminaison fatale, par hémorrhagie,
« entre les mains même du chirurgien, et cette hémor-
« rhagie sera plus redoutable et plus rapide encore, si
« une eschare se forme autour des aiguilles. — Aussi,
« jusqu'à ce qu'on ait pu trouver le moyen de se mettre

(1) Sperimenti di galvano-ago-punctura. *Gazetta medica de Milano*, 1847.
(2) *Diction. encyclopédique des sciences médicales*, t. IV, p. 582, Paris 1866.

« à l'abri de la mortification de la peau et des parois du
« sac, tout en employant des aiguilles fines et un cou-
« rant un peu énergique, nous pensons qu'il ne faut
« employer l'électro-puncture que sur les artères sus-
« ceptibles de pouvoir être comprimées efficacement
« entre l'anévrysme et le cœur. »

Cependant Ciniselli ne se laissa pas décourager par ses
premiers revers, et, en 1869, dans la *Gazette médicale
de Lombardie,* il relate quatre cas d'anévrysmes de
l'aorte dans lesquels le courant continu a produit de
bons effets, et il ajoute : — que l'on pourra espérer un
résultat heureux dans le traitement des anévrysmes de
l'aorte par la galvano-puncture, lorsqu'on pourra diagnostiquer que l'anévrysme est peu développé, qu'il est
latéral et communique avec l'artère par une ouverture
limitée, — qu'il n'y a aucune altération organique des
vaisseaux et du cœur. Le professeur italien reconnaît,
néanmoins, que plusieurs complications très graves, telles
que hémorrhagies, eschares, phlegmons, peuvent survenir
par l'application de cette méthode. Aussi conseille-t-il,
pour se mettre à l'abri des accidents : 1° de se servir
d'une pile de Volta à petite surface de 40 à 50 éléments ;
2° d'introduire dans la tumeur des aiguilles d'acier,
d'appliquer les courants de la façon suivante : sur la
première aiguille, le courant positif, tandis que le pôle
négatif est placé à l'extérieur sur un point du thorax
proche de l'anévrysme.

Au bout de cinq minutes, il remplace le pôle positif
par le pôle négatif, et place le premier de ces pôles sur la
seconde aiguille. Cinq minutes après, nouvelle interversion des courants ; le pôle négatif est appliqué sur la
seconde aiguille, tandis que le pôle positif est placé sur la
troisième, et ainsi de suite, de telle sorte que, par chaque
aiguille, *on fait passer alternativement un courant positif
et un courant négatif, en ayant soin de toujours com-
mencer par le courant positif.* Jusqu'à ces dernières

années, la pratique de Ciniselli était restée cantonnée dans la péninsule italique. C'est seulement depuis 1870 qu'elle a commencé à se généraliser.

En Angleterre, Allford Abbutt, Duncan, Fraser, Charlton, Bastian, Brown, expérimentent ce mode de traitement. Anderson (1), en 1873, rapporte deux cas de guérison obtenus en introduisant le pôle positif seul dans la tumeur. En Amérique (2), H. Bowditch, de Philadelphie, considère l'électrolyse comme la seule méthode de traitement pouvant donner des résultats favorables dans les anévrysmes de l'aorte. Il n'insiste pas sur la direction des courants; il note cependant que le pôle positif donne surtout une coagulation durable. En Allemagne, Franz Fischer (3) applique l'électrolyse dans un cas d'anévrysme très avancé de la crosse de l'aorte. En France, c'est le docteur Dujardin-Beaumetz qui l'emploie pour la première fois, en 1877, sur un de ses malades de l'hôpital Saint-Antoine. Notre excellent maître s'applique à faire reposer cette nouvelle méthode thérapeutique sur des bases véritablement pratiques. Il apporte au procédé de Ciniselli des modifications importantes, et c'est sur son instigation que le professeur Ball, à l'hôpital Saint-Antoine, que les docteurs Proust, à Lariboisière, Bernutz, à la Charité, Moutard-Martin, à l'Hôtel-Dieu, Bucquoy, à Cochin, pratiquent l'électro-puncture dans des cas d'anévrysmes internes.

En 1878, le docteur Teissier, de Lyon (4), ayant à traiter de la valeur thérapeutique des courants continus, se fonde sur quelques expériences faites au laboratoire du professeur Marey, *pour demander quelle heureuse influence on peut attendre de l'action du pôle négatif,* puisque la coagulation du sang se fait surtout au niveau

(1) Anderson, *Lancet,* 13 juin 1870.
(2) Bowditch, Philadelphia, *Méd. Times,* féb. 1870.
(3) F. Fischer, *Berliner Klin-Woch.*
(4) L.-J. Teissier, Thèse d'agrégation, Paris 1878, p. 154.

du pôle positif, et que le pôle négatif n'a que l'inconvénient de provoquer la douleur et de déterminer des ulcérations vasculaires. Le docteur Bacchi, dans une revue critique sur le traitement des anévrysmes de l'aorte, n'hésite pas à qualifier de fausse la façon de voir et d'expérimenter de Teissier. Le Dr Bacchi (1) conclut de ses recherches entreprises avec le bienveillant concours de M. Bochefontaine, « que le gaz hydrogène développé au pôle négatif est très soluble dans le sang et qu'il ne donne pas lieu à des embolies, si, comme cela arrive dans le procédé opératoire de Ciniselli, on l'injecte dans les artères avec les précautions voulues. » Il déclare, en outre, qu'en opérant dans les mêmes conditions que Ciniselli, c'est-à-dire en faisant passer d'abord le courant positif par les aiguilles. avant de les mettre en rapport avec le courant négatif, il n'a pas eu à constater la formation d'eschares sur la paroi de l'artère, *pas même des traces d'inflammation*, que, par conséquent, l'affirmation du docteur Teissier est contraire à la vérité (2).

De cet aperçu historique, il ressort déjà que la coagulation du sang peut être obtenue par la galvano-puncture, que ce mode de traitement est applicable aux anévrysmes de l'aorte. Mais il ressort aussi que la valeur des deux pôles dans le mécanisme de la coagulation galvanique n'est point suffisamment établie, que l'intensité et la durée du courant nécessaires pour la coagulation est mal connue ; que, partant, l'indécision règne encore sur le procédé opératoire à employer. On se demande :

1° *A quel pôle se fait la coagulation durable ?*

2° *Que se passe-t-il lorsqu'on enfonce les deux électrodes dans une artère ?*

3° *Qu'observe-t-on quand le pôle négatif seul est mis dans le vaisseau, le pôle positif restant à la surface*

(1) *Bulletin de thérapeutique*, Paris 1878, p. 360 à 364.
(2) Id. p. 507.

cutanée et, inversement, qu'obtient-on en plaçant le pôle positif seul dans l'artère, le pôle négatif restant sur la peau?

4° L'alternance et l'interversion des pôles sur les aiguilles donnent-elles des résultats avantageux sans qu'on ait à redouter des accidents?

C'est dans le but de répondre aussi rigoureusement que possible à ces questions que nous avons entrepris les différentes séries d'expériences que nous relatons dans le chapitre suivant.

PARTIE EXPÉRIMENTALE

Brugnatelli avait déjà annoncé que le blanc d'œuf se coagule par le pôle positif, de la même manière que par le feu. Prévost et Dumas ont reconnu, en outre, qu'il se forme au pôle négatif une substance analogue à de la gelée parfaitement transparente et possédant les propriétés particulières au mucus.

Plus tard, Gérard, de Lyon, rapporte l'expérience suivante :

« Les deux pôles de la pile introduite dans un œuf entier par ses deux extrémités, y a déterminé, instantanément, une effervescence toujours plus faible au pôle positif qu'au pôle négatif, d'où s'écoule en même temps une grande quantité d'albumine. Après douze heures d'action de la pile, l'œuf fut brisé en éclats par la présence du gaz qui croissait toujours (1). »

Les professeurs Broca et Regnauld, à une époque beaucoup plus récente, ont fait ressortir la valeur du pôle positif dans la coagulation de l'albumine.

D'après les résultats de nos recherches, cette prépondérance du pôle positif n'est pas discutable. Dans l'albumine et le sérum, dans les solutions fibrineuses avec la plasmine, c'est toujours au *pôle positif* que nous avons obtenu le coagulum. Le sang exposé à l'action du pôle négatif devient noir, fluide, alcalin à un haut degré, tandis qu'au pôle positif il se coagule, devient rouge et acide. Sur le sang défibriné, nous n'avons noté aucune coagulation véritable autour des aiguilles négatives; la

(1) Gérard. *Thèse*, 1838, pages 28-29.

présence d'une mousse abondante a pu faire croire parfois à cette coagulation, mais en regardant de plus près, nous constations aisément qu'il n'existait autour du pôle négatif aucun flocon solide.

Les deux pôles dans l'artère. — Lorsqu'on fait pénétrer deux aiguilles dans une artère et que ces aiguilles sont mises en rapport avec un courant voltaïque, le premier phénomène que l'on observe est le phénomène *douleur*, aussitôt que le circuit a été fermé. Cette douleur varie avec l'intensité du courant. Après quelques secondes, si la tension de la pile est suffisante, le point où est fixée l'aiguille positive noircit; celui du pôle négatif prend une teinte jaunâtre. Ces taches persistent assez longtemps sur la paroi du vaisseau et deviennent des eschares quand l'intensité de la pile est trop grande. Bientôt la circulation se ralentit et au bout de 3 ou 4 minutes de passage du courant, le doigt explorateur ne perçoit qu'une impulsion communiquée de loin en loin. La paroi vasculaire durcit au niveau du point d'implantation des aiguilles d'abord, puis dans toute la portion de l'artère qui sépare les aiguilles l'une de l'autre. Le canal vasculaire se trouve, en 12 ou 15 minutes, complètement oblitéré. Si l'on tente de retirer les aiguilles, on s'aperçoit que l'aiguille d'acier mise en rapport avec le *pôle positif* adhère aux tissus; elle est oxydée, émoussée, corrodée, devenue raboteuse dans toute la partie qui s'est trouvée en contact avec les tissus et le sang.

L'*aiguille négative*, au contraire, s'enlève facilement; elle est restée lisse et polie. Invariablement, son extraction entraîne un léger suintement sanguin, qui va jusqu'à l'hémorrhagie lorsque l'opération a été pratiquée trop près de l'embouchure d'une artère collatérale. *Oblitération rapide du vaisseau par formation d'un caillot, tel est le deuxième phénomène qu'on observe après le passage d'un courant galvanique.* L'artère ouverte, il est facile d'étudier ce caillot.

Etude du caillot. — C'est un caillot irrégulier, souvent incomplet. Sa forme est tantôt cylindrique, tantôt en fuseau ou bien il est conique.

La longueur est variable; d'ordinaire elle se trouve mesurée par l'espace compris entre les points d'implantation des aiguilles. D'une coloration rouge-brunâtre, ce caillot artériel est composé de deux parties essentiellement distinctes, le centre et les extrémités. Le centre, plus dur, plus consistant, représente le vrai caillot. Les extrémités ne sont formées que de sang coagulé par arrêt de la circulation. Toute la partie extérieure enveloppante est gélatineuse, rouge, molle et s'enlève assez aisément à l'aide d'un courant d'eau.

L'adhérence du caillot à la paroi interne de l'artère est bien faite, *plus solide toutefois au point d'implantation de l'aiguille positive.*

Lorsque l'intensité de la pile a dépassé 50 milli-Weber (1) on observe au pôle négatif (2) une mousse abondante, blanchâtre sur toute la circonférence de l'aiguille; puis une eschare molle, d'un gris terne, à bords mal limités; il y a aussi infiltration dans les tissus qui avoisinent ce pôle.

Le *pôle positif* donne une petite eschare dure, noirâtre, ressemblant à une petite plaque de gangrène sèche et offrant la plus grande analogie d'aspect avec l'eschare formée par l'acide sulfurique mis en contact avec les téguments.

Les piqûres produites par les aiguilles et le passage du courant ne laissent que bien peu de traces sur les différentes tuniques, quand on s'est servi d'aiguilles fines, bien polies, soigneusement vernies à la gomme laque, et que les piles ont été bien réglées.

Ainsi, il y a formation rapide d'un caillot lorsque les

---

(1) Le milli-Weber est l'unité anglaise d'intensité.
(2) Galvanomètre Gaiffe.

deux pôles d'une pile à courant continu sont mis dans une artère. Mais reste à se demander ce que devient, *après plusieurs semaines,* ce caillot, assez volumineux pour oblitérer une artère en 25 ou 30 minutes. Conserve-t-il ses dimensions, ses caractères?

Modifications vitales. — Quand on a pu opérer avec de très grandes précautions en se servant d'une pile dont l'intensité ne dépasse pas 45 milli-Weber, et que l'animal n'a péri ni par hémorrhagie, ni par phlegmon et gangrène du membre (*accidents bien à redouter pendant les quinze premiers jours qui suivent l'expérience*), et qu'on examine l'artère sur laquelle a été appliquée l'électro-puncture, 5 à 6 semaines après la séance, on voit qu'elle a diminué de calibre, le plus souvent dans toute la portion comprise entre les aiguilles à électrolyse. L'artère a perdu sa souplesse, son élasticité et sa forme cylindrique. Elle est applatie irrégulièrement; deux petites élevures existent aux points où étaient implantées les aiguilles.

Le caillot qui oblitérait totalement la lumière du vaisseau, est en grande partie résorbé, et l'on ne trouve plus dans l'artère qu'une plaque blanc-jaunâtre, résistante, plus épaisse au point d'entrée de l'aiguille positive. Cette sorte de lame fibro-élastique est unie à la surface interne de l'artère par des tractus filamenteux très courts et durs, qui rendent la séparation du caillot et de la tunique artérielle difficile, du moins sans déchirure.

Pôle négatif seul dans l'artère. — Le pôle positif se trouvant appliqué à l'extérieur, en nous servant toujours d'éléments dont l'intensité fût suffisante pour déterminer la coagulation, nous n'avons pas obtenu de caillot au pôle négatif placé dans l'artère. Des grumeaux se forment autour de ce pôle; en augmentant l'intensité du courant, on peut obtenir un coagulum mou, diffluent, comparable à de la gelée mal prise. Cette masse amorphe se laisse facilement dissocier et entraîner en quelques heures par le courant sanguin. Dans plusieurs cas, cependant, une partie du coagulum a paru faire corps avec la paroi artérielle, mais au bout de quelques jours, il se comportait comme un véritable corps étranger irritant : il se putréfiait, donnait lieu à une inflammation consécutive, à de la suppuration et à de la gangrène de la paroi artérielle.

Il est fort difficile d'enlever l'aiguille négative de l'artère sans avoir d'hémorrhagie ; des infiltrations de gaz hydrogène dans la paroi du vaisseau sont aussi à redouver au voisinage de ce pôle.

Pôle positif seul dans l'artère. — L'introduction du pôle positif dans une artère, le pôle négatif restant appliqué à la surface de la peau, a déterminé invariablement la formation d'un caillot.

Par ses caractères microscopiques, le *caillot galvanique positif* (qu'on nous passe ce néologisme, qui indique bien dans notre pensée le caillot formé au pôle positif), ne ressemble ni aux caillots cruoriques, ni aux caillots fibrino-albumineux formés par simple stase ; il diffère complètement des coagulations cachectiques et de celles de l'hémostase ; il est plus ferme, plus consistant, plus résistant sous le doigt. On ne saurait non plus le comparer aux caillots passifs des anévrysmes. Le professeur Broca avait établi ce rapprochement pour le coagulum obtenu par l'implantation des deux électrodes dans une tumeur anévrysmale. Plusieurs fois nous avons constaté la justesse de cette comparaison. Il n'en est pas de même pour le caillot positif. Quelque forte que soit la tension de la pile employée, ce caillot ne dépasse jamais certaines limites : les plus gros que nous ayons pu obtenir avaient les dimensions d'une amande ; le volume ordinaire est celui d'un pois, d'une aveline. Il affecte la forme d'un petit cône à sommet tronqué, à base appliquée contre la paroi interne de l'artère. Il est rouge-noirâtre à l'ouverture du vaisseau : cette coloration est due à une certaine quantité de sang qui est venue s'appliquer contre le véritable caillot galvanique ; car si l'on vient à le laver, cette première couche disparaît, et l'on a sous les yeux une petite masse grisâtre.

STRUCTURE DU CAILLOT. — Une coupe du caillot montre qu'il est formé de trois couches (voy. fig.) :

Une première rouge, molle, friable, constituée par du sang. Nous la nommons *zone cruorique.*

Une deuxième, grisâtre, ferme, consistante, plus épaisse que la première, parsemée de noyaux à coloration plus foncée. Sa formation résulterait de la condensation rapide de la substance fibrineuse du sang autour des aiguilles. Nous l'indiquerons sous la dénomination de *zone fibrineuse.*

La troisième couche moins nette, moins sombre, est celle qui fait corps avec la paroi vasculaire.

L'examen microscopique d'une coupe faite sur un point intéressant à la fois la paroi artérielle et le caillot donne les résultats suivants :

Tunique externe. — Un peu d'épaississement.

Tunique moyenne. — On ne remarque dans les éléments qui composent cette tunique, qu'une légère hypertrophie.

Tunique interne. — C'est sur elle surtout que portent les modifications. Elle est gonflée, boursouflée. Les cellules endothéliales paraissent avoir proliféré. On distingue nettement à un grossissement de 200 diamètres, des couches stratifiées de globules blancs. Contre eux viennent s'appliquer des traînées filamenteuses colorées en rouge par le carmin et présentant une vague striation longitudinale. Autour de ces filaments, viennent se grouper des granulations jaunâtres et des globules sanguins.

La zone fibrineuse est constituée en grande partie par ces traînées de fibrine et d'albumine ayant emprisonné, en se solidifiant, une grande quantité de globules sanguins. Les hématies y sont facilement reconnues en ce qu'elles sont colorées en jaune par l'acide picrique ; les leucocytes, à ce que le carmin les a colorés en rouge. Sur d'autres points ce sont des globules ratatinés, plissés, reliés les uns aux autres par une masse finement granuleuse, mélangée de petits cristaux.

Trois éléments : fibrine, albumine, globules sanguins entrent dans la constitution du caillot, et si l'on ajoute à ces éléments une certaine quantité d'oxyde et de chlorure de fer, fournis par la destruction partielle de l'aiguille d'acier, on aura la composition du *caillot galvanique positif*. Il n'est pas facile de séparer ces noyaux obtenus par le passage d'un courant continu, de la paroi artérielle. Ils y adhèrent d'une manière intime.

A la suite des piqûres et de la séance d'électro-puncture, les tuniques de l'artère s'enflamment, sécrètent une petite quantité de lymphe plastique qui se mélange et se combine avec le caillot galvanique. Cette légère endartérite contribue à rendre l'adhérence plus complète encore. Aussi n'avons-nous jamais observé d'accidents produits par embolie. En vieillissant, le caillot devient plus ferme, plus consistant ; il résiste à la traction et se sépare en fibrilles et en plaques lamellaires quand on l'écrase.

Avec une pile à courant continu, d'une intensité de 45 milli-Weber, ou bien capable de donner, en 2 minutes, 1 cent. cube de mélange gazeux au voltamètre, 20 à 30 minutes suffisent pour obtenir, au pôle positif, un caillot de la grosseur d'une aveline. Certes, ce ne sont pas là des caillots assez volumineux pour oblitérer un sac anévrysmal ; mais, si l'on réfléchit que l'on a autant de caillots que d'aiguilles introduites et mises en rapport avec l'électrode ; que de plus, ce premier coagulum solide, faisant corps avec la paroi vasculaire, est le point de départ de nouvelles coagulations ; qu'autour de lui viennent se déposer ultérieurement des couches fibrineuses qui augmentent beaucoup ses dimensions primitives, on s'expliquera aisément comment l'électro-puncture peut offrir de grands avantages dans la cure des anévrysmes : d'une part, en diminuant graduellement la capacité de la tumeur ; d'autre part, en formant, à la surface interne du sac, une sorte de blindage qui met à l'abri des ruptures.

INFLUENCE DES AIGUILLES DE LA PILE. — Nous avions aussi à rechercher si la nature et la qualité des aiguilles joue un role dans la rapidité de la coagulation et dans la solidité du caillot ; si certaines piles seules ont le privilège de déterminer une coagulation durable. Qu'on se serve d'aiguilles d'or, de platine, d'argent, de zinc ou d'acier, l'action de la pile s'exerce toujours au pôle positif. Le caillot se forme, sa coloration seule est un peu modifiée, suivant la nature du métal qui compose l'aiguille.

Il faut reconnaître, cependant, que la coagulation est plus rapide, plus énergique, lorsqu'on se sert d'aiguilles *oxydables*.

D'où vient la supériorité des aiguilles de fer ou d'acier sur les autres? Est-ce par ce que celles-ci conduisent moins bien l'électricité? Est-ce parce que l'affinité du fer, pour l'oxygène, et celle de l'oxyde pour les acides, favorisent la décomposition de l'eau et des sels neutres? Est-ce, enfin, parce que le chlorure de fer qui ne tarde pas à se former au niveau du pôle positif, aux dépens de l'aiguille de fer, exerce sur les matières albuminoïdes une action coagulante? Il est probable que ces diverses conditions, qui agissent toutes dans le même sens, s'unissent pour constituer la supériorité des aiguilles d'acier.

Le vernissage des aiguilles nous a paru être d'une grande utilité. Par ce moyen bien simple, on évite des douleurs parfois très vives, on évite la cautérisation de la paroi, la production d'eschare toujours dangereuse, quelque petite qu'elle soit. Ciniselli affirme que la couche noirâtre formée autour de l'aiguille positive est assez isolante. Le résultat de nos recherches ne nous permet point d'accepter cette affirmation, pas plus qu'il ne nous a été permis d'accepter l'*alternance et l'interversion des pôles comme favorable à la coagulation*. Les raisons qui doivent jusqu'ici faire repousser l'introduction du pôle négatif dans une artère, ou dans un sac anévrysmal sont :

(A) — La moindre résistance et la moindre adhérence des caillots.

(B) — L'emprisonnement des molécules d'hydrogène dans le coagulum formé, pouvant déterminer consécutivement sa dissociation et sa désagrégation partielle.

(C) — La distension, quelquefois considérable, des tuniques de l'artère ou de la poche anévrysmale par le gaz hydrogène.

(D) — Les hémorrhagies en nappe, l'inflammation et la formation de petits abcès aux points d'introduction des aiguilles négatives, la suppuration, le sphacèle de la paroi artérielle, la production d'anévrysmes diffus.

La plus grande partie de nos expériences ont été répétées plusieurs fois avec des piles différentes : de Volta, de Daniel, de Bunsen, de Gaiffe, de Trouvé, de Grenet. Nous avons pu nous convaincre que *toute pile donne la coagulation*, pourvu que ce soit une pile à courant continu, dont les éléments sont réunis en tension, c'est-à-dire communiquant par leurs pôles de noms contraires Z C. — Z C. —; pourvu que l'*intensité du courant* ne reste pas en dessous de 45 à 50 milli-Weber, marquée au galvano-mètre (1) Gaiffe, et que ce courant *soit constant* pendant 20 à 30 minutes. Il est nécessaire aussi que les aiguilles soient mises bien perpendiculairement à l'axe du vaisseau. C'est en tenant compte de tous ces détails, que nous sommes arrivé à obtenir la coagulation au pôle positif sans voir se produire d'accidents.

La durée de passage du courant nécessaire à la coagu-

---

(1) Le voltamètre gradué peut aussi servir à mesurer l'intensité du courant. Dans ce cas, la pile devra donner 1 cent. cube de mélange gazeux en 2 minutes.
R.

lation est plutôt en rapport avec les qualités du liquide sanguin qu'avec la nature de la pile. La plasticité du sang est une bonne condition pour que le caillot se forme rapidement et offre plus de résistance. C'est cette résistance et non le volume considérable du caillot qu'il nous semble préférable de rechercher.

Mode d'action de l'électro-puncture. — Il est bien certain que l'électro-puncture est susceptible de produire la coagulation du sang au pôle positif. Cela est démontré, non-seulement par les diverses expériences faites sur les animaux, mais encore par les observations recueillies sur l'homme. Pénétrer le mécanisme intime de cette coagulation n'est point chose aisée. Dépend-elle d'une action physique particulière, de la chaleur développée par le courant, de l'espèce de battage que fait subir au sang le dégagement incessant de bulbes gazeuses?

Doit-on l'attribuer à l'inflammation produite dans les parois du vaisseau, par le fait de la piqûre et la présence d'un corps étranger dans l'artère? Est-elle imputable à l'acide qui se forme au pôle positif, ou bien est-elle plutôt le résultat d'une action chimique fort complexe du galvanisme sur les sels du sang, sur les matières albuminoïdes du sérum et certainement aussi sur les parois des globules sanguins?

Sans oser nous prononcer d'une façon précise sur ce point, nous inclinons à penser que l'action chimique est la *cause dominante* des phénomènes de coagulation; c'est sur les modifications profondes et rapides qu'on observe dans les matériaux du sang et sur le peu de chaleur que donne le faible courant dont on se sert, que nous basons notre préférence pour l'action chimique.

Quoi qu'il en soit, il n'y a pas seulement *précipité*; il y a *coagulation de l'albumine, solidification de la fibrine, exudation de lymphe plastique.*

Pour résumer les points importants contenus dans ce chapitre, nous dirons donc:

1° Il y a coagulation du sang lorsqu'on fait passer un courant continu dans une artère. .

2° Lorsqu'on introduit dans le vaisseau les deux aiguilles à la fois, on obtient une coagulation plus rapide, mais imparfaite et faible. De plus, on s'expose à des accidents.

3° Lorsqu'on introduit dans une artère l'aiguille négative seule, en se contentant de mettre le pôle positif en rapports avec les téguments, on n'obtient pas de caillot et on évite difficilement une hémorrhagie.

4° Lorsqu'on introduit dans le vaisseau l'aiguille positive seule, en mettant le pôle négatif en contact avec les téguments, on obtient un caillot, le plus souvent petit, mais solide, résistant, adhérent.

5° L'alternance des pôles est très dangereuse.

Ces propositions, tirées de nos quatre séries d'expériences, nous semblent bien acquises et peuvent servir de guide pour opérer les anévrysmes intra-thoraciques.

PARTIE CLINIQUE

Du diagnostic des Anévrysmes opérables par l'Électro-puncture.

Sans diagnose précise, tout traitement devient incertain et hésitant : jamais axiôme ne fût plus vrai, lorsqu'on observe l'histoire thérapeutique des anévrysmes intra-thoraciques ; et c'est sans doute parce que le diagnostic n'a pas été suffisamment fait, qu'on a attribué à certains médicaments le pouvoir d'amener la guérison de cette maladie.

Il est très rare, en effet, d'arriver d'emblée à affirmer l'existence d'un anévrysme de l'aorte : le plus souvent le clinicien, après avoir reconnu la présence d'une tumeur intra-thoracique, ne parvient que consécutivement à en déterminer la nature. Cette seconde opération est encore entourée de grandes difficultés, car l'ectasie artérielle n'a point de signes absolument pathognomoniques. Tantôt c'est une caverne plus ou moins étendue, en rapport avec la crosse, qui simule à s'y méprendre, non-seulement les bruits de battements et des pulsations plus ou moins vives, mais encore de véritables mouvements expansifs qui sont regardés comme le signe pathognomonique des poches anévrysmales. — Ailleurs, c'est une tumeur solide du médiastin, qui, placé au-devant des grosses artères, est animé de battements isochrones à la systole et à la diastole cardiaque, paraît soufflante et permet alors de penser à un anévrysme.

On pourrait rassembler un grand nombre de faits, dans

lesquels le contraire a eu lieu : la présence d'une tumeur anévrysmale a été méconnue ; elle a été déguisée sous des symptômes disparates : tels que douleur névralgique, dyspnée, paraplégie, jusqu'au jour où un examen attentif de la poitrine, a révélé la présence d'une dilatation artérielle produisant tous les désordres.

Ces nombreuses causes d'erreurs, toutes ces difficultés du dignostic, doivent être présentes à l'esprit du clinicien soucieux de ne pas laisser se développer une affection qu'il est possible d'enrayer dans sa marche, par un traitement approprié, mais soucieux aussi de ne pas compromettre une méthode thérapeutique nouvelle, en l'employant d'une façon intempestive.

Aujourd'hui, grâce aux immortelles découvertes de Laënnec (1819), de Bouillaud (1823), de Marey (1863), les moyens d'investigation, que ces maîtres illustres nous ont offert dans la percussion, l'auscultation et la méthode graphique, nous permettent d'apporter dans la recherche des anévrysmes intra-thoraciques, une précision des plus complètes, parfois presque mathématique ; c'est cette précision qu'il faut posséder avant de pratiquer l'électro-puncture.

Nous n'avons pas seulement à reconnaître l'existence certaine de l'anévrysme ; nous devons préciser exactement son siège, limiter son étendue, déterminer ses dimensions, ses rapports avec la paroi thoracique, rechercher la grandeur de l'orifice qui le fait communiquer avec le gros tronc vasculaire, point de départ de la poche anévrysmale.

De plus, tout anévrysme n'est pas opérable, fût-il très bien diagnostiqué : Un certain nombre de conditions peuvent influencer, à des degrés divers, les indications et les chances du traitement, telles sont : l'état général du malade, toute altération d'un viscère, la coexistence chez un même sujet de plusieurs anévrysmes (14 fois sur 83 cas de Lebert). Il est indispensable de tenir grand compte de ces notions cliniques, car de leur ensemble découle l'opportunité d'une intervention.

Nous avons donc à étudier avec beaucoup de soin trois points capitaux :

1° L'EXISTENCE DE L'ANÉVRYSME;

2° LES CARACTÈRES IMPORTANTS DE LA TUMEUR;

3° L'ÉTAT DU CŒUR ET DE LA CIRCULATION GÉNÉRALE.

I. — Existence de l'Anévrysme.

Il est impossible d'affirmer l'existence d'un anévrysme de l'aorte avant l'application des signes physiques fournis par la vue, le palper, la percussion et l'auscultation.

A de rares intervalles cependant, la science a pu enregistrer quelques cas heureux en contradiction apparente avec cette vérité (cas de Potain : *diagnostic par l'examen laryngoscopique*).

Mais il nous paraît inutile de démontrer que de pareils faits n'intéressent en aucune façon notre sujet.

Si le principe que nous venons d'énoncer n'était pas suffisamment démontré, le cas suivant recueilli dans les salles de M. Dujardin-Beaumetz, à l'hôpital Saint-Antoine, par notre ami Ståckler, interne du service, suffirait à le mettre hors de doute :

Observation : Douleur précordiale depuis deux ans. — Douleur dans les deuxième et troisième espaces intercostaux du côté gauche. — Palpitations. — Troubles d'innervation du sympathique et du récurrent. — Contraction de la pupille gauche. — Rougeurs subites de la face à gauche. — Aphonie passagère. — Dyspnée intermittente. — Suppression du pouls radial gauche; double souffle sur le trajet aortique se prolongeant à gauche. — Et à l'*Autopsie*, endartérite chronique de la portion transversale de la crosse de l'aorte, sans la moindre dilatation de l'artère.

Voici comment nous comprenons l'examen clinique du malade, avant de procéder à l'opération :

1º **Signes rationnels.** — N'accordant à ces signes qu'une importance secondaire, nous nous contenterons d'en énumérer rapidement les principaux : spasme de la glotte : toux : modifications diverses de la voix : hémoptysie : dysphagie : phénomènes de compression des veines caves, des artères carotides, sous-clavières : douleur (signe constant d'après Gendrin) : dyspnée sous ses différentes formes (type asthmatique, type laryngé, angine de poitrine, dyspnée diaphragmatique) : vertiges ; céphalalgie, etc.

Ce sont là autant de manifestations symptomatiques qui, suivant leur mode de groupement, simulent des affections diverses : affections douloureuses de la poitrine ou de l'abdomen ; affections cardiaques ; maladies de l'aorte (dilatation, endartérite) ; asthme ; angine de poitrine ; maladies du poumon ; affections chroniques du larynx ; tumeurs diverses du médiastin ; palpitations nerveuses, etc.

Parmi ces signes rationnels, plusieurs jouent cependant le rôle de phénomènes précurseurs, et, à ce titre, acquièrent une certaine valeur ; car si l'on parvient de bonne heure à soupçonner leur véritable signification, on pourra guetter la première apparition des signes physiques et saisir le moment précis où la tumeur devient opérable.

2º **Signes physiques.** — A. PAR LA VUE nous constatons une *voussure* de la paroi thoracique. Cette voussure est parfois des plus évidentes (c'est le cas d'un anévrysme volumineux ou encore d'une poche superficielle), mais elle est quelquefois peu prononcée et il peut alors arriver qu'elle échappe à un premier examen de la poitrine. Aussi, suivant le conseil de Stokes, nous nous placerons de telle manière que notre œil étant mis au niveau de la poitrine du malade, nous puissions diriger sur elle un regard non plus oblique, mais horizontal, rasant la paroi thoracique ; de cette façon nous saisirons aisément la moindre saillie.

Cette voussure n'est pas immobile, elle est animée de battements : quelquefois nous constaterons un soulèvement en masse de toute la paroi (c'est le cas d'un anévrysme profond).

Enfin, fixant sur le point culminant de la saillie, deux fragments de papier parallèlement juxtaposés, nous verrons tour à tour ceux-ci s'écarter l'un de l'autre à chaque diastole anévrysmale et se rapprocher à chaque systole.

La simple vue pourra de plus révéler, dans certains cas, les altérations des diverses pièces osseuses de la cage thoracique, des modifications du tégument externe et de la circulation superficielle, etc.

B. LE PALPER confirme la plupart des signes précédents et quand l'examen à simple vue ne les a pas révélés, il peut les mettre en évidence. La main étendue à plat sur la poitrine sent la *voussure*, les *battements* et le *phénomène du thrill*. Quand ces signes occupent un siège voisin du cœur ou la région même de cet organe, ils perdent en partie ou en totalité leur valeur; mais si, au contraire, ils se manifestent à une certaine distance du centre circulatoire; si, par un examen approfondi du cœur, de la région animée de pulsations anomales et des parties intermédiaires, nous arrivons à nous convaincre de la coexistence de deux centres de battements (Stokes) séparés par un espace non pulsatile ou moins pulsatile, le palper nous aura beaucoup servi; car l'*existence de deux centres distincts de pulsations est le signe presque pathognomonique des anévrysmes de l'aorte*.

Qu'à ces résultats de la palpation, vienne s'ajouter la sensation *d'expansion : battement transversal* (Bamberger), battement en masse, ampliation générale de la tumeur, au moment de la diastole anévrysmale, le diagnostic sera pour ainsi dire posé et il ne nous restera plus qu'à le confirmer.

Le palper constitue donc l'un des meilleurs modes d'exploration, qu'il soit superficiel ou profond, pratiqué à l'aide d'une seule main ou avec les deux (l'une étant alors placée sur le cœur et l'autre s'appliquant successivement sur chaque point de la cage thoracique).

Le CARDIOGRAPHE enregistre une partie des données de la palpation, et il est d'une bonne pratique de recourir à l'emploi de cet instrument, sans toutefois lui accorder une importance trop considérable. S'il fixe, en effet, sous nos yeux le dessin de la pulsation et de son intensité, il est impuissant à nous révéler la plus probante des manifestations de l'anévrysme, que nous fournit le palper; nous voulons parler du *mouvement d'expansion*.

C. Nous devons à l'AUSCULTATION deux ordres de signes : des bruits de battements et des bruits de souffle.

Pour les reconnaître, il est quelquefois nécessaire de multiplier les récherches; aussi doit-on ausculter tour à tour la région précordiale et les différents points de la poitrine, à droite et à gauche; aussi bien en avant qu'en arrière (Gendrin), le long de la colonne vertébrale, sans omettre de comparer le timbre, le temps, la direction des bruits anormaux, aux bruits de la pointe et de la base du cœur.

Quelquefois on trouve un simple murmure sec et de courte durée, commençant et finissant brusquement (Hope).

Le bruit de *battement* est soit unique (Laënnec l'avait reconnu), soit double (Stokes); ce dernier cas est la règle dans les anévrysmes de l'aorte thoracique (Barth et Roger).

Pour les bruits de souffle il en est de même : tantôt on constate un souffle au premier temps, rude ou moélleux (diastole anévrysmale), c'est le cas le plus ordinaire; tantôt, au contraire, on trouve un double souffle. Ainsi, variables dans leurs principaux caractères (intensité, timbre, nombre, temps de production) les signes que fournit l'auscultation se combinent entre eux sous des formes diverses.

Rarement, ils font tous défaut; pour s'en convaincre, il suffirait de jeter les yeux sur nos observations.

Peu importe, d'ailleurs, cette instabilité de leurs caractères, si, guidée par ces bruits, quelle que soit leur forme, l'oreille, en fixant leur maximum, nous démontre la présence d'*un second cœur* (Stokes).

D. La PERCUSSION, en révélant une étendue variable de matité ou de submatité anormale, nous donne un bon signe adjuvant, mais rien de plus; nous n'insisterons donc pas ici sur ce procédé d'exploration, nous réservant de lui demander davantage lorsque nous étudierons les caractères de la tumeur.

Parmi les précautions dont nous aurons soin de nous entourer dans la recherche des signes physiques que nous venons de passer en revue, la première consiste à observer le malade dans un état de repos complet. On connaît, en effet, l'influence que peut exercer une cause même légère, sur le fonctionnement des organes de la circulation; la moindre émotion ne suffit-elle pas à modifier l'intensité et le nombre des pulsations artérielles ?

C'est dans de semblables conditions qu'une dilatation simple de l'aorte pourra s'accompagner de battements excessifs et même de certains mouvements d'expansion au point de simuler à s'y méprendre, une tumeur anévrysmale.

Peut-être certains cas d'anévrysmes guéris par l'iodure de potassium rentreraient-ils dans cet ordre de faits ?

Dernièrement encore, nous observions un malade jeune, vigoureux, chez qui plusieurs de nos cliniciens les plus éminents avaient diagnostiqué un anévrysme de l'aorte, et chez lequel un repos de quelques jours suffit pour faire disparaître tous les signes de l'anévrysme.

Rappellerons-nous maintenant que certaines tumeurs non anévrysmales, certaines affections du cœur, etc., peuvent se manifester par un ou plusieurs des signes précédents ? Rentre-t-il dans le cadre que nous nous sommes tracé de faire ici le diagnostic de ces affections : dilatation aortique, endaortite chronique, lésions cardiaques diverses, tumeurs du médiastin, abcès intra-thoraciques, cancers encéphaloïdes, etc.? nous ne le croyons pas, car nous avons toujours en vue le précepte qu'à dessein nous avons placé en tête de ce chapitre.

Les signes physiques manquent-ils de netteté, la main doute-t-elle du mouvement d'expansion, notre conviction sur l'existence du deuxième cœur de Stokes n'est-elle pas absolue? Il n'y a pas lieu de procéder à l'opération.

II. — Caractères de la Tumeur.

Pour remplir cette deuxième partie de notre tâche, nous mettrons en œuvre tous nos moyens d'exploration. Nous nous proposons, en effet, de réunir le plus grand nombre possible de données exactes, dont la combinaison, essentiellement variable pour chaque tumeur, nous permettra de nous rendre compte de l'étendue de l'anévrysme, de sa forme, de l'épaisseur de ses parois, de son point d'origine, de son siège et des dimensions de son orifice.

Le premier problème à résoudre est le suivant :

Étant reconnu, à l'aide de signes physiques et rationnels, un certain nombre de points situés sur la sphère de la poche interne, refaire extérieurement le schéma et les contours de cette poche.

Deux méthodes s'offrent à nous : l'une directe, l'autre indirecte.

La *méthode directe* consiste à étudier la tumeur ellemême à l'aide des signes physiques qui nous ont permis d'en démontrer l'existence, savoir : *la vue, la percussion, la palpation, l'auscultation.* C'est ainsi que nous reconnaîtrons l'étendue de ses battements, de sa matité, le maximum de ses bruits anormaux, la distance qui la sépare des téguments. Nous chercherons ces éléments de diagnostic à la partie antérieure de la poitrine (c'est le cas le plus ordinaire), à sa partie postérieure, sous l'aisselle. (*Obs.* 4 et 5.)

Par la *méthode indirecte*, nous constatons les phénomènes de voisinage. Étant connu, d'une part, l'état physiologique des organes intra-thoraciques; d'autre part, le degré de compression, le déplacement que leur fait subir l'anévrysme, nous déduirons logiquement de la comparaison de ces deux ordres de faits tel ou tel point de la configuration générale de la tumeur.

Le cœur et les poumons seront surtout l'objet de notre examen le plus minutieux.

Nous limiterons bien le cœur : à l'exemple de M. Constantin Paul, nous chercherons, à l'aide de la percussion, la ligne de séparation entre la sonorité pulmonaire et la matité hépatique, et nous tracerons en ce point une ligne transversale; puis, procédant de droite à gauche, du poumon droit vers la ligne médiane du sternum, nous établirons la limite entre la sonorité pulmonaire et la matité du cœur, et, par cette limite, nous tracerons une ligne verticale. Le point où celle-ci coupe la première sera notre premier point fixe; il répond à l'orifice de la veine cave inférieure.

Nous chercherons ensuite la pointe du cœur, qui sera notre deuxième point fixe; puis, si nous unissons par une ligne ces deux points, et si nous joignons chacun de ceux-ci à l'extrémité sternale du deuxième espace intercostal gauche, nous aurons notre troisième point fixe. Dans le triangle ainsi formé sera le schéma du cœur.

Si, en l'absence de tumeur intra-thoracique, il est, en général, facile d'établir une distinction entre les tonalités produites par la percussion du cœur et du poumon d'une part, du foie et du poumon de l'autre, dans le cas qui nous occupe, la recherche de cette distinction pourra souvent offrir quelque difficulté; car tout anévrysme occupant la région antérieure du thorax confondra sa matité avec celle du cœur et du foie.

D'un autre côté, tantôt nous n'entendrons dans la région cardiaque que les battements normaux du cœur ou ses souffles; tantôt les battements et les souffles de la tumeur s'y propageront.

Quand l'anévrysme se cache derrière le cœur, ses bruits se confondent quelquefois avec ceux de cet organe; cependant, d'après Hope, l'on pourrait percevoir *une double impulsion saccadée,* particulière à ce cas, et, avec une extrême attention, on parviendrait à saisir un léger retard des pulsations anévrysmales sur celles du cœur.

Nous lutterons contre ces difficultés d'exploration par la combinaison de nos procédés cliniques, et, dans le plus grand nombre des cas, nous recueillerons ainsi un groupe de données approximatives et suffisantes, sinon complètes, sur le degré d'abaissement du cœur et sur son déplacement latéral ou antéro-postérieur.

Nous limiterons de même l'étendue de la sonorité pulmonaire, celle du murmure respiratoire. L'anévrysme peut comprimer un poumon, le repousser, s'y creuser une loge, y diminuer les bruits normaux (*Obs.* 4), abolir complètement la respiration dans un espace limité de l'organe ou dans sa totalité, alors que la sonorité y persiste (cas de Chomel. — Compression bronchique).

Enfin, nous devrons tenir compte des diverses influences exercées par la tumeur sur l'œsophage (dysphagie, vomissements), le larynx, la colonne vertébrale, le système nerveux : nerf récurrent (paralysie d'une corde vocale), nerf pneumogastrique, moelle (paraplégie, phénomènes douloureux) (*Obs.* 5), nerfs du plexus brachial, etc. (irradiations douloureuses), troubles céphaliques, vertiges, phénomènes anémiques, etc...

En résumé, tout organe intra-thoracique mérite qu'on l'interroge. Tout phénomène pathologique peut fournir une indication; mais c'est surtout le cœur et les poumons qui seront l'objet d'une observation très attentive.

Il nous reste à parler de l'état de la circulation dans ses divers départements; nous devons, en effet, à celle-ci, tout un ordre de notions, dont le domaine s'étend chaque jour, et qui, par leur exactitude, se recommandent spécialement à notre attention.

Au lit d'un malade, lorsque nous soupçonnons la présence d'un anévrysme de l'aorte, l'une des premières pensées qui viennent naturellement à l'esprit, n'est-elle pas d'interroger les deux radiales? Rien, en effet, n'est plus rationnel que de tâter les deux pouls, que d'ausculter les carotides, les sous-clavières; et cependant, au paragraphe précédent, il nous a paru préférable de négliger l'examen de cette question. C'est que les signes fournis par le pouls sont loin d'avoir une grande valeur dans le diagnostic de l'anévrysme, et seuls, ils ne nous permettent pas d'affirmer sa présence.

Le plus souvent, sans doute, la tumeur modifie l'état de la circulation, mais l'endartérite, l'oblitération partielle ou totale d'un gros vaisseau, la dilatation de l'aorte, la compression d'une artère principale par une tumeur quelconque, agissent de même. A l'état normal, n'arrive-t-il pas de rencontrer chez certains sujets une différence des plus nettes entre les pulsations des deux radiales? On a bien remarqué dans ce cas, que ces différences entre les pulsations partielles de droite et de gauche, disparaissent quand on a soin de recourir à l'exploration de la pulsation totale des vaisseaux d'un membre. Néanmoins, personne aujourd'hui n'oserait fonder, sur de pareils éléments, le diagnostic de tumeur anévrysmale, opérable par la méthode de l'électrolyse.

Le pouls ne nous fournit donc, lorsqu'il s'agit de démontrer l'existence même de l'anévrysme, que quelques signes adjuvants, mais rien de plus. Au contraire, lorsque la présence de celui-ci est bien établie, il s'agit d'en reconnaître les principau xcaractères, et, en particulier, le siège, le point d'origine, cet ordre de recherches acquiert une valeur considérable qui, grâce aux remarquables travaux de M. Marey, et aux ingénieuses applications qu'en a faites M. F. Franck promet de grandir encore.

Parmi les caractères du pouls, deux nous offrent un intérêt majeur :

1° Son amplitude.

2° Le retard des pulsations de la tumeur ou des différentes artères sur les pulsations cardiaques.

Le principe est le suivant:

En général, les *différences d'amplitude* sont peu marquées dans les artères symétriques. Toujours (Franck) *le pouls de deux artères symétriques explorées à une même distance du cœur retarde d'un temps égal* sur le début de la *systole cardiaque*.

Au contraire, un anévrysme placé sur un tronc artériel quelconque *diminue souvent l'amplitude des pulsations et augmente constamment le retard* dans toutes les branches de ce tronc situées en aval.

1° AMPLITUDE. Pour les différences marquées d'amplitude, la main suffit le plus souvent à les constater. Si nous avions conservé de l'héritage légué par les médecins anciens leur habileté tactile, peut-être pourrions-nous demander davantage à ce mode d'exploration? Afin d'y suppléer dans les cas moins accusés, les physiologistes nous offrent les instruments de physique les plus précis. Procédé moins simple et coûteux, mais qui rachète largement ces inconvénients par l'exactitude des résultats.

Le principe des recherches étant connu, on en fera facilement l'application. On trouvera :

1° Anévrysme de l'origine de l'aorte.	Pas d'inégalité dans les pouls symétriques. Diminution générale de l'amplitude.
2° Anévrysme de la portion transversale de l'aorte.	Inégalité des pouls. Diminution dans les troncs situés au-delà de l'anévrysme.
3° Anévrysme de la crosse situé au-delà du tronc brachio-céphalique.	Diminution du pouls à gauche.

Dans les cas difficiles, nous pratiquerons l'examen des pulsations au niveau du cœur de la tumeur, des carotides, des sous-clavières, des radiales, des fémorales, etc...

1° A l'aide de la main ;

2° A l'aide des instruments de précision : (sphygmographe à transmission, appareil explorateur des changements de volume de la main, cardiographe de Marey, (sphygmographe à colonne liquide de Constantin Paul.

II. RETARD DES PULSATIONS. — Le fait que le retard du pouls comparé dans les artères symétriques constitue un élément important de diagnostic différentiel, autorise à insister sur la technique de cette exploration.

Mode d'exploration. — Pour déterminer ce retard, il faut obtenir l'inscription des *trois mouvements* dont on veut étudier le rapport *dans le temps*.

Comparons, par exemple, les deux pouls radiaux.

B. Un explorateur des battements du cœur est appliqué sur la région ventriculaire gauche ou au niveau de la pointe, transmet à un tambour à levier les pulsations cardiaques. On recueille l'inscription de ces pulsations sur un cylindre animé d'une rotation rapide, (appareil de Marey, vitesse de 42° en une seconde et demie). En même temps que les courbes de pulsations du cœur, on inscrit avec le sphygmographe à transmission le pouls de l'artère radiale du côté gauche. Le début de chaque pulsation artérielle retarde d'un temps donné, soit 14/100es de seconde sur le début de la pulsation du cœur. *Ceci étant acquis,* on prend dans une seconde séance le tracé simultané des battements du cœur et du pouls radial du côté droit : on compare le retard du pouls radial dans le second cas au retard du pouls radial dans le premier. Je suppose que ce nouveau retard soit de 21/100es de seconde, on sait, par conséquent, que le *retard du pouls radial droit est plus considérable que celui du pouls radial gauche* et que la différence est représentée par le rapport 1/3 (de 14/100ᵉ à 21).

Cette notion suffit pour faire admettre que l'anévrysme occupe soit le tronc brachio-céphalique, tout seul; soit le tronc brachio-céphalique et la partie voisine de la crosse de l'aorte. Je ne crois point qu'on puisse pousser plus loin le diagnostic, à moins que l'aorte n'entre pour une part importante dans la constitution de l'anévrysme; dans ce cas, on devrait observer, en outre de l'exagération RELATIVE du retard du pouls radial droit, une exagération absolue du retard du pouls dans les deux artères explorées. Or la valeur 14/100 est normale; donc si l'aorte est intéressée, elle ne l'est pas suffisamment pour modifier le retard du pouls, et l'anévrysme, dans le cas considéré, est surtout, sinon exclusivement, un anévrysme du tronc brachio-céphalique.

Pour évaluer sur les courbes le retard du pouls, voici de quelle manière on procède.

Les deux leviers enregistreurs étant placés au même niveau et inscrivant sur une même verticale les mouvements simultanés, on prend avant l'expérience, un repère, pour chaque levier, le cylindre étant au repos. On soulève alors les deux leviers en faisant basculer la tige qui supporte les tambours enregistreurs, et on met le cylindre en mouvement. On attend qu'il ait acquis toute sa vitesse, ce qui est obtenu au bout de quelques secondes, et on laisse arriver les plumes au contact du papier. Alors, se tracent les courbes des pulsations du cœur et de celles de l'artère explorée. Quand ce double tracé est obtenu, on arrête le cylindre, et soulevant les tambours, on fait tourner lentement le cylindre jusqu'à ce qu'on voit se présenter le début d'une pulsation cardiaque. On laisse alors retomber les plumes, chacune d'elles trace un arc de cercle. Celle qui correspond à l'artère trace le sien à une distance variable du début de la pulsation artérielle, et en arrière du point où la

courbe du pouls se détache de la ligne. En prolongeant
sur la ligne des pulsations artérielles le repère qui a
été tracé au niveau du début d'une pulsation du cœur,
on intercepte entre ce prolongement et le repère tracé
sur la ligne des pulsations artérielles, un intervalle qui
représente un temps. *Ce temps* se déduit facilement de la
longueur même de l'intervalle.

Toutefois, la meilleure manière d'obtenir ces divi-
sions du *temps*, consiste à faire tracer les vibrations
d'un diapason de 100 vibrations doubles par seconde à
l'aide d'un signal électrique, et pendant qu'on recueille
le tracé simultané du cœur et du pouls. Ex :

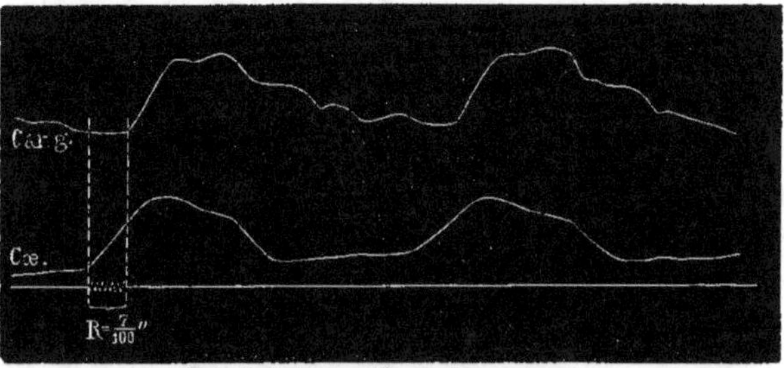

Retard de la carotide gauche sur le cœur.

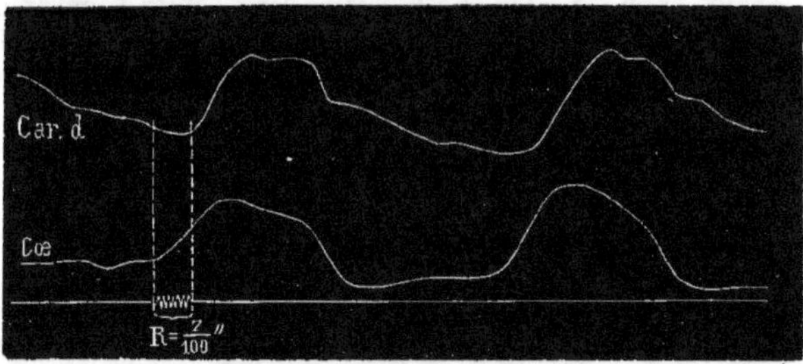

Retard de la carotide droite sur le cœur.

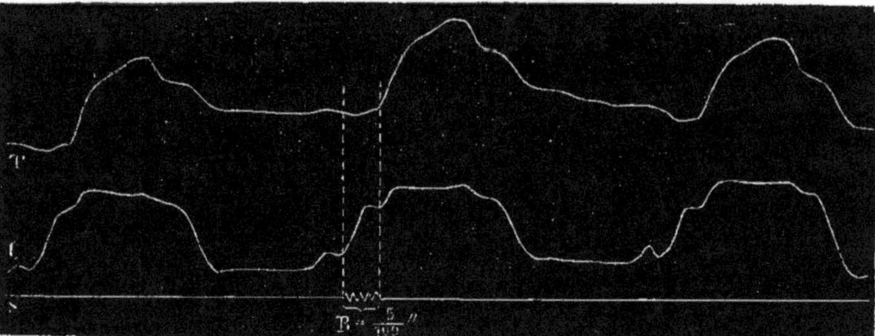

Retard de la tumeur sur le cœur.

C'est en procédant de cette façon que l'on arrive aux conclusions suivantes :

Anévrysmes de la crosse de l'aorte.

PORTION ASCENDANTE.

A. Anévrysme intéressant seulement cette portion.
{ Retard exagéré du pouls dans toutes les artères.
Retard qui *est égal* pour les artères symétriques.

B. Anévrysme intéressant l'origine du tronc brachio-céphal.
{ Retard plus grand à droite qu'à gauche pour les pouls radial et carotidien.

NOTA. — Une insuffisance aortique large, influence le retard du pouls ; elle le diminue ou l'annule ; le pouls redevient normal dans ce dernier cas, ce qui est en apparence paradoxal.

Dans l'anévrysme de la portion ascendante, la tumeur se développe à droite du sternum.

PORTION TRANSVERSALE.

A. Anévrysme intéressant *les trois troncs artériels.*
{ Exagération générale du retard du pouls comme dans l'anévrysme de la portion ascendante ; l'anévrysme fait saillie au niveau de la fourchette sternale ou derrière l'un ou l'autre muscle sterno-mastoïdien.

B. Anévrysme développé *au-delà de l'origine du tronc brachio-céphalique.*
{ Pas d'exagération du retard du pouls dans la carotide et la radiale droite.
Exagération notable de ce retard dans toutes les autres artères.

PORTION DESCENDANTE.

A. Anévrysme à *l'origine de la sous-clavière.*
{ Retard exagéré ni dans la radiale droite, ni dans la carotide droite, ni dans la carotide gauche, mais partout ailleurs.

B. Anévrysme situé *au-dessous de l'origine de la sous-clav. gauche.*
{ Retard exagéré dans les artères des membres inférieurs.

On peut, en outre, tirer d'utiles indications de la comparaison du retard du pouls carotidien et du retard des pulsations de la tumeur.

En général, si le retard du pouls de la carotide gauche explorée à la partie moyenne du cou est plus considérable que celui des pulsations de la tumeur, c'est que celle-ci est plus voisine du cœur que le point exploré de la carotide ; elle communique alors avec l'aorte au niveau ou en deçà de la sous-clavière gauche.

Si, au contraire, le pouls carotidien retarde moins que la pulsation de la tumeur, c'est que celle-ci a son origine sur l'aorte, en un point plus éloigné de l'orifice aortique et qu'elle siège au-dessous de la sous-clavière gauche, à une distance variable de l'origine de cette artère.

L'application d'instruments de physique au diagnostic des anévrysmes se recommande donc par son extrême précision. Un plein succès l'a déjà couronnée, et nous ne doutons pas que dans l'avenir, elle n'enrichisse la science d'observations plus étendues, sinon plus exactes (1).

Connaissant le siège de la poche, l'étendue de sa plus grande surface, c'est-à-dire la base de l'anévrysme, connaissant d'autre part son sommet, c'est-à-dire son point d'implantation, nous en déduirons la direction et la configuration.

Reste à examiner *son orifice* ; nous en avons déjà reconnu le siège. Quant à ses dimensions, l'étude de la circulation générale peut nous les révéler, en grande partie, quelquefois même d'une manière précise en fixant ses limites entre la naissance de deux troncs artériels.

Deux ordres de faits contribueront à compléter nos renseignements sur ce point : l'étude du *souffle* et *celle du cœur*.

Quand il existe un souffle, on admet que le *maximum* de celui-ci siège au niveau de l'orifice (lieu de sa

(1) Voyez : *Observations.*

production); la recherche de ce maximum acquiert donc une importance évidente.

De l'état du cœur, nous pourrions, suivant Baccelli, puiser d'utiles renseignements : un cœur non hypertrophié répondrait à un petit orifice (*Observ. 11*); un cœur fortement hypertrophié à un orifice large.

Ainsi, par la constatation d'un grand nombre de signes puisés à des sources diverses, mais révélés surtout par l'étude de la tumeur elle-même et de l'influence qu'elle exerce sur la circulation, nous arrivons à mettre en évidence, successivement, son existence et ses principaux caractères.

Il sera indispensable de compléter l'examen de l'anévrysme par la recherche de ses complications : inflammation, probabilité d'hémorrhagie, rupture, anévrysme artérioso-veineux, etc...

III. — État du cœur et de la circulation.

Déjà nous avons acquis sur l'état du cœur et de la circulation certaines notions importantes; nous avons établi la position du centre circulatoire, son volume, le degré de son déplacement. Il est, en outre, de toute nécessité, de ne laisser échapper aucune altération de cet organe ou des vaisseaux.

La question d'intervention opératoire, se lie très intimement à la connaissance de ces lésions. Il faudra donc chercher à l'aide d'observations attentives et multipliées, à nous rendre un compte aussi exact que possible de l'état du muscle cardiaque, de celui de ses orifices mitral et aortique, sous peine d'exposer le patient à une mort rapide par syncope durant le passage du courant galvanique.

A quoi est due cette tendance syncopale? Est-ce à la douleur? Est-ce à un reflux du sang? A la contracture du muscle cardiaque?

Nous n'avons pu encore nous l'expliquer.

Parmi les lésions valvulaires, aucune n'égale en fréquence l'insuffisance aortique ; si donc nous parvenons à nous convaincre de l'intégrité de cet orifice, nous aurons ajouté une chance nouvelle à celles que nous aura fournies un pronostic bénin et nous aurons posé une indication de premier ordre en faveur du traitement que nous étudions.

L'état actuel de nos connaissances, ne nous permet pas de poser d'une façon absolue les *indications et contre-indications* de l'électro-puncture dans le traitement des anévrysmes intra-thoraciques. Le nombre des faits expérimentés cliniquement n'est pas assez grand pour que ce travail difficile puisse être nettement effectué ; nous pouvons avancer, néanmoins, que les chances de guérison seront d'autant plus grandes que l'anévrysme sera d'un volume médiocre, — qu'il ne fera pas saillie au dehors du thorax, — qu'il sera latéral au vaisseau (forme ampullaire), — qu'il n'occupera pas un siège trop rapproché des troncs artériels émanant de la crosse aortique.

Le bon état général du sujet, l'intégrité de l'arbre circulatoire, le fonctionnement régulier des viscères contribueront pour une large part à rendre les résultats très satisfaisants.

MANUEL OPÉRATOIRE

Le fait de perforer une énorme tumeur sanguine artérielle placée près du cœur, avec des aiguilles, et d'y provoquer le passage d'un courant galvanique, paraît *à priori* effrayant. Rien cependant n'est plus simple que le manuel opératoire de l'électro-puncture. Aucune opération n'est plus aisée à pratiquer, lorsqu'on prend les précautions nécessaires.

Une batterie électrique, munie de deux fils métalliques très fins, portant à leurs extrémités une serre-fine, est disposée près du lit. La batterie communique avec un voltamètre ou un galvanomètre qui renseigne sur la régularité et l'intensité du courant. La batterie est faite de façon telle, qu'on pourra utiliser deux, quatre, six et vingt-quatre couples successivement et obtenir ainsi un courant qui soit très bien supporté par le patient. Celui-ci est couché, le dos appuyé par des oreillers superposés. Deux ou trois aiguilles de fer doux sont enfoncées à 30 millimètres de profondeur dans la partie la plus saillante de la tumeur. Une distance d'un centimètre et demi les sépare. On reconnaît que les aiguilles sont bien dans la tumeur à ce qu'elles sont soulevées d'une manière rhythmique et isochrone aux systoles cardiaques. Les choses étant ainsi disposées, on place le pôle négatif de la batterie sur une large plaque d'étain, recouverte d'une peau de chamois, qui embrasse la cuisse. L'*électrode positive* est mise sur l'aiguille gauche.

Le circuit ainsi fermé, le courant passe du pôle positif au pôle négatif. On emploie progressivement deux, quatre, jusqu'à vingt-quatre couples, auxquelles on arrive en deux minutes, et en ayant soin d'éviter toute secousse, tout ébranlement des aiguilles. On laisse passer le courant dix à vingt minutes; on diminue alors progressivement son intensité, jusqu'à complète interruption.

Le pôle positif de la pile est transporté sur la deuxième aiguille, puis sur la troisième, et l'on procède exactement commé dans la première partie de la séance, c'est-à-dire qu'on laisse passer le courant pendant dix à vingt minutes, avec les précautions sus-indiquées. On retire ensuite les aiguilles très lentement, sans violence, et l'on recommande à l'opéré de rester *quelques heures dans le repos absolu.*

C'est là le procédé mis en pratique par nos maîtres dans les hôpitaux : c'est sur lui que nous allons fournir des détails très circonstanciés, en y ajoutant quelques données utiles, acquises par l'expérimentation.

INSTRUMENTS. — Les instruments nécessaires à l'opération de l'électro-puncture sont :

1° Une batterie électrique à grande tension.

2° Deux rhéophores terminés à l'une des extrémités par une serre-fine.

3° Un galvanomètre d'intensité : ou un voltamètre gradué.

4° Des aiguilles fines rigides.

5° Une large plaque d'étain recouverte de peau.

Pile. — Le galvanisme ou l'électricité voltaïque seule produit la décomposition électrolytique du sang et détermine la formation d'un caillot. La première condition pour opérer est donc d'avoir une pile à courant continu aussi constante que possible, montée en tension.

Les batteries de Daniel, de Bunsen, de Grave, de Leclanché; les appareils de Storher, de Murhëad, de Trouvé, rempliront très bien les indications. La pile qui a servi dans les observations relatées ici, est celle de Gaiffe.

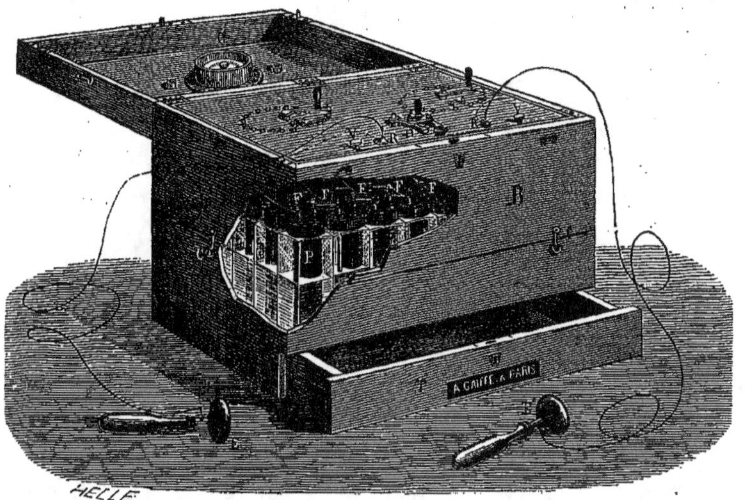

Cette batterie se compose :

1° De couples d'un nombre variant de vingt-quatre à soixante.

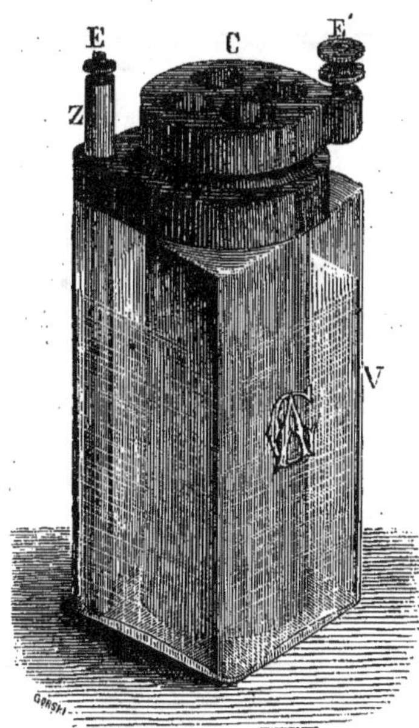

.2° D'un rhéostat de quarante mille unités permettant
de faire varier la tension et l'intensité du courant sépa-
rément.

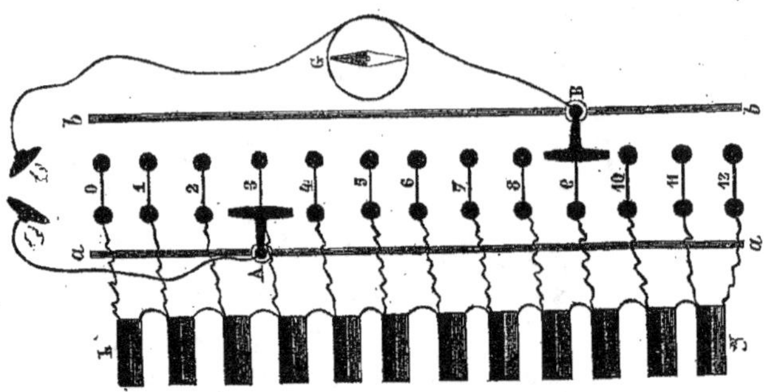

3° D'un collecteur double avec manipulateur, permettant de mettre dans le circuit tout ou partie des couples,
de renforcer le courant, et de le renverser sans choc voltaïque, c'est-à-dire graduellement, sans secousse électrique, sans interruption : avantages inappréciables pour
éviter les douleurs.

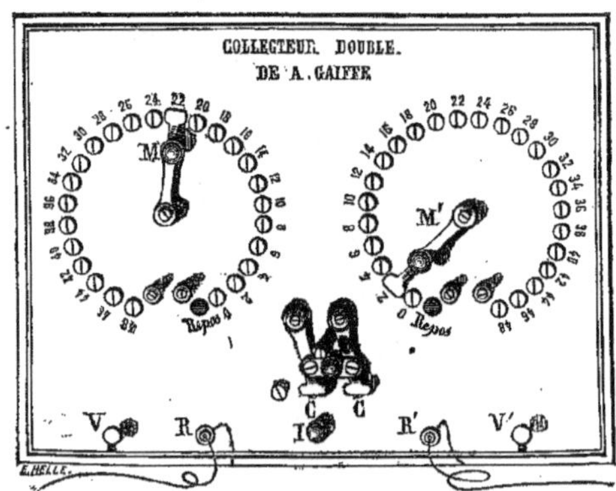

Galvanomètre et Voltamètre. — Il est essentiel, quelle
que soit la pile employée, de l'essayer avec le blanc d'œuf
pour s'assurer que l'action électrolytique se fait bien. Il
est indispensable aussi de régler l'intensité du courant.

Strambio, Ciniselli, avaient déjà reconnu qu'un courant trop intense détermine des eschares : Nous nous sommes appesanti sur ce point dans notre partie expérimentale, et nous avons constaté qu'une *intensité de quarante-cinq milli-Weber* marquée au galvanomètre Gaiffe, était suffisante pour déterminer la coagulation en vingt ou trente minutes, sans exposer à aucun accident.

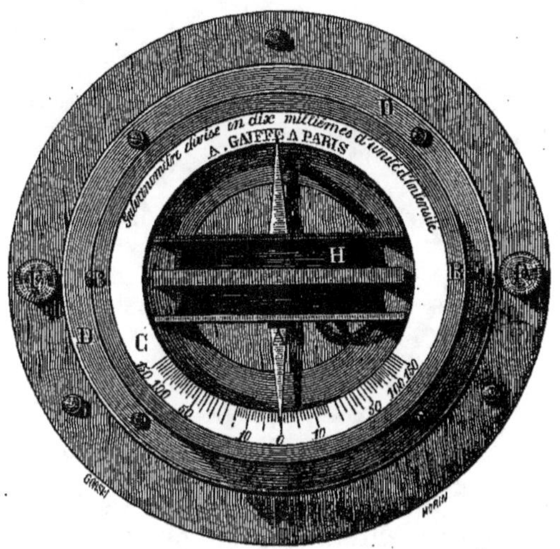

Cette intensité de la pile se traduit encore par le dégagement de un centimètre cube de mélange gazeux en deux minutes au voltamètre.

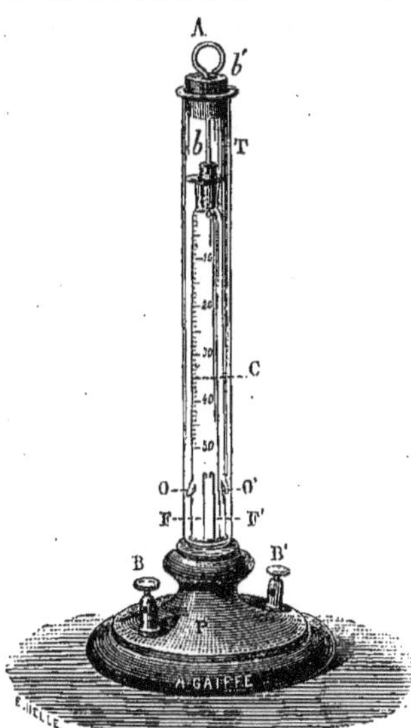

VOLTAMÈTRE

P. Pied portant l'appareil

BB'. Bornes où s'attachent les rhéophores et communiquant avec le pied P aux F.F' fils de platine.

c. Cloche divisée dans laquelle se produisent et se recueillent les gaz de la décomposition.

T. Tube enveloppe servant de réservoir au liquide.

OO' Ouverture par laquelle le liquide passe de la cloche dans le tube extérieur.

b. Bouchon qui sert à fermer la cloche C à l'aide de la tige à anneau A.

b' Bouchon dans lequel glisse la tige A et qui ferme le tube T.

Aiguilles. — Les aiguilles doivent être fines. Ciniselli, Anderson, Beaumetz insistent avec raison sur ce point. Pour éviter la corrosion, les douleurs vives, l'affaiblissement de l'action galvanique, il faut qu'elles soient faites d'un métal résistant et recouvertes d'une couche isolante qui s'adapte très bien et ne risque point de s'écailler lors de l'introduction.

Ces aiguilles ont 7 cent. de longueur sur 5 à 6 dixièmes de millimètres de diamètre.

Elles sont vernies à la gomme laque, sauf à la pointe, qui sera en contact avec le sang de la tumeur.

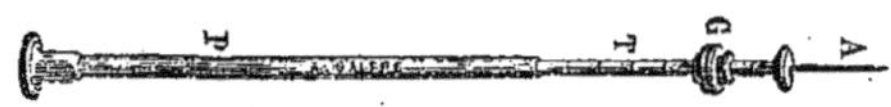

ENFONCE-AIGUILLES.

P. Tige creuse dans laquelle circule T.
T. Tige graduée où se place l'aiguille A. à introduire.
G. Vis pour régler la longueur d'aiguille à enfoncer.

Fines, bien pointues, bien polies, ces aiguilles doivent-être introduites lentement, par pression et par rotation.

Leur extraction est douloureuse; car souvent elles sont oxydées, raboteuses et leurs petites rugosités peuvent déchirer la paroi du sac, exposer à une hémorrhagie, à une rupture, si on les enlève brusquement. Les instruments représentés ci-contre permettront de faciliter l'introduction et l'extraction des aiguilles, d'éviter ainsi de redoutables accidents.

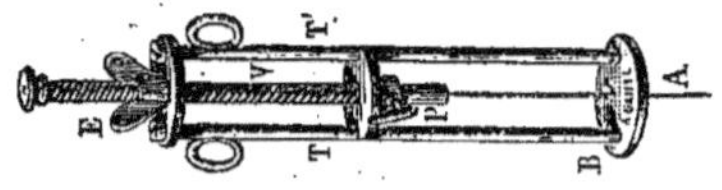

TIRE-AIGUILLES

A. Aiguille à retirer placée dans P.
P. Tige creuse et vis serrant l'aiguille.
EV. Vis à enlever l'aiguille.
TT' Colonne de soutien de la vis.

L'appareil instrumental une fois réglé, on procède à à l'opération que nous divisons en quatre temps :

Premier temps. — A l'aide de l'enfonce-aiguilles, on dispose sur la tumeur, aux points les plus éloignés possible du maximum d'intensité des souffles, trois à quatre aiguilles espacées les unes des autres de 1 cent. au moins. Ces aiguilles sont enfoncées à une profondeur variable suivant l'épaisseur des tissus et du sac (généralement 25 à 35 millimètres). On est certain qu'elles sont bien dans la tumeur lorsqu'on les voit animées de pulsations isochrones à celles de l'anévrysme et qu'on sent leurs pointes tout à fait libres.

Les aiguilles doivent être placées bien perpendiculairement à la paroi du sac et parallèlement entre elles, afin d'éviter tout contact des pointes.

Deuxième temps. — La large plaque humide représentant l'électrode négative est appliquée sur la cuisse ou sur le bras. On l'y fixe à l'aide de lacs afin que l'adaptation soit tout à fait complète. Le pôle positif est mis en rapport avec la première des aiguilles. Le circuit est ainsi fermé.

Troisième temps. — On laisse passer le courant galvanique en augmentant graduellement son intensité jusqu'à ce que l'aiguille du galvanomètre marque 45 milli-Weber. Après 20 minutes, on cesse, et l'on ramène l'intensité à 0, à l'aide du commutateur.

On porte alors le pôle positif sur la deuxième, puis sur la troisième, et l'on procède au passage du courant avec les mêmes précautions que précédemment.

Il faut avoir soin d'humecter souvent la plaque négative afin d'éviter la brûlure des téguments tout en laissant le contact très intime.

Quatrième temps. — On enlève les rhéophores, et l'on procède à l'extraction des aiguilles à l'aide du petit extracteur, en ayant soin de ne pas les ébranler, et surtout en n'exerçant aucune pression sur la tumeur. On recommande ensuite à l'opéré de rester le plus longtemps possible dans l'immobilité.

Tel est le procédé opératoire que nous conseillons d'adopter et qui nous semble de nature à produire à la fois plusieurs noyaux de coagulation solide et à diminuer les chances de l'escharification et de l'inflammation avec toutes ses conséquences, terribles dans les poches anévrysmales.

Après l'opération, il peut arriver qu'à la suite des piqûres une légère inflammation détermine un peu de chaleur et d'éréthisme dans la tumeur. Ces ébauches d'artérite, qui seront combattues par des compresses d'eau fraîche, disparaissent rapidement; les battements de la tumeur deviennent moindres : les souffles diminuent d'intensité, la tumeur s'affaisse; il se produit un retrait de la poche anévrysmale et une induration de plus en plus marquée de son contenu.

Le praticien ne doit pas perdre de vue que, dans bon nombre de cas, ce n'est qu'après plusieurs séances d'électro-puncture que le résultat peut devenir définitif.

Un intervalle de quatre à cinq semaines doit séparer chaque séance, car, à moins d'indication absolue, il faut attendre la disparition de l'endartérite légère qui se produit. On doit encore éviter de replacer les aiguilles aux mêmes points d'implantation, afin de ne pas déplacer le caillot formé.

Les crises douloureuses, la dyspnée et autres phénomènes si pénibles qui font cortège à l'anévrysme, sont calmés le plus souvent dès les premières heures, et c'est déjà un énorme avantage obtenu par la méthode que nous préconisons.

CONCLUSIONS

L'ensemble des faits contenus dans ce travail, basé à la fois sur l'observation clinique et sur une expérimentation rigoureuse, peut, nous le croyons, permettre de formuler les conclusions suivantes :

1° L'électro-puncture, dont l'application à la cure des anévrysmes internes, est de date récente, constitue un mode de traitement à la fois scientifique et rationnel, donnant dans la pratique de bons résultats.

2° Mieux que les différents agents thérapeutiques jusqu'ici employés, l'électro-puncture détermine, dans le sac anévrysmal, la formation d'un caillot susceptible de s'organiser.

3° Il est bien préférable d'introduire dans la tumeur le pôle positif seul, afin d'obtenir un caillot ferme et résistant.

4° Ce mode de traitement employé avec toutes les précautions que nous avons signalées, n'a donné lieu, ni à des embolies, ni à des hémorrhagies, ni à la suppuration ni à la gangrène, en un mot à aucun accident fâcheux.

Invariablement il a procuré du soulagement au malade même dans les cas désespérés.

EXPÉRIENCES ET OBSERVATIONS

EXPÉRIENCES

A. — *Expériences faites pour rechercher l'action des pôles dans les solutions d'albumine, de fibrine; dans le sérum, dans la plasmine.*

EXPÉRIENCE I. *Albumine.* — Pour faire cette expérience, nous nous servons de l'endosmomètre de Dumas; dans les deux compartiments nous mettons une solution d'albumine assez étendue; par les tubulures on place dans l'un des compartiments l'électrode positive; dans l'autre l'électrode négative. On a eu soin préalablement de placer dans chaque compartiment un papier de tournesol afin de noter la réaction qui se produit à chaque pôle. On fait passer un courant de 14 Daniel. Au bout de quelques minutes, des troubles se manifestent du côté du pôle positif, des flocons d'albumine coagulée flottent dans le liquide et le papier indique la réaction acide. Dans l'autre, liquide limpide, dégagement de gaz hydrogène abondant, réaction alcaline. Cette expérience paraît établir que la coagulation est en rapport avec l'acidité du liquide; en effet, si on met ces flocons en présence d'une solution alcaline de soude caustique on assiste à leur dissolution et les flocons disparaissent. Le rôle du papier endosmotique est d'entraver dans une certaine mesure le mélange des liquides polaires — *Coagulation au pôle positif.*

EXPÉRIENCE II. *Fibrine.* — Un gramme de fibrine sèche est ajouté dans cent grammes d'eau distillée. Le tout est chauffé jusqu'à dissolution complète de la fibrine.

Cette solution filtrée, parfaitement limpide, est mise dans l'endosmomètre de Dumas. On place les électrodes comme il a été dit plus haut, on fait passer le courant obtenu par une pile de Gaiffe de 24 éléments, immédiatement une mousse se forme au pôle négatif, de fines granulations viennent se déposer sur le pôle positif et au bout de dix minutes environ, le dépôt a considérablement augmenté et se présente sous formes de barbes de plume; c'est de la fibrine à l'état fibrillaire qu'on distingue très nettement à l'aide du microscope.

Expérience III. *Plasmine.* — Pour préparer la plasmine nous mettons dans un vase une partie de sulfate de magnésie, trois parties d'eau distillée et nous recevons dans ce mélange une quantité de sang égale au double de la solution. Au bout de quelques heures, il se fait une séparation ; le plasma surnage, les globules tombent au fond du vase ; on le décante et le plasma filtré est traité par le chlorure de sodium en poudre. Il se précipite un dépôt floconneux qu'on recueille sur le filtre et qu'on redissout dans l'eau distillée. Celte solution constitue la plasmine. (*Substance fibrino-plastique d'Alex. Schmidt. Paraglobuline de Kühne*).

Dans l'endosmomètre de Dumas, rempli de plasmine ainsi obtenue, nous faisons plonger 2 aiguilles d'acier et nous laissons passer le courant de 12 éléments de Gaiffe pendant 30 minutes. Il se produit une mousse très abondante du pôle négatif. En 5 minutes nous avons près de 2 centimètres cubes de cette mousse. Le liquide est trouble, louche, nuageux, au niveau de ce pôle. Au pôle positif, usure de l'aiguille, coloration jaunâtre du liquide dans ce compartiment : pâte molle, grisâtre, déposée tout le long de l'aiguille qui plonge dans le liquide. Réaction acide.

Expérience IV. *Plasmine.* — Nous enlevons une veine jugulaire de cheval avec précaution ; un fragment de cette veine de 40 centimètres est cerné entre deux ligatures. Le sang y est parfaitement liquide. La veine est suspendue dans un grand tube de verre. Cinq heures après, la séparation étant faite entre le plasma resté liquide et les globules tombés au fond de la partie déclive, on séquestre la partie supérieure de la veine contenant le plasma par une ligature. C'est sur ce plasma ainsi renfermé dans le vaisseau que nous opérons. On fait passer le courant ; du côté *du pôle négatif* se forme une mousse abondante qui se répand et envahit bientôt un grand espace. On arrête l'expérience au bout d'une demi-heure, on ouvre la veine et voici ce qu'on observe : la masse tout entière est coagulée ; le coagulum a peu de consistance ; il est transparent, tremblotant comme de la gelée ; *du côté du pôle positif et du centre* de ce coagulum on observe une partie plus résistante, moins claire, qui présente un degré de coagulation plus avancée.

Ces diverses expériences montrent d'une façon manifeste la coagulation plus rapide au pôle positif.

B. — *Expériences prouvant : 1° la coagulation du sang au pôle positif; 2° la désagrégation du caillot en alternant les pôles dans l'artère.*

EXPÉRIENCE V. — Dans un tube en U plongeant dans un mélange réfrigérant de glace et de sel marin afin d'empêcher la coagulation, on met 30 grammes de sang artériel pris de l'humérale d'un blessé qu'on amputait. On fait passer dans le tube un courant donné par 20 éléments de Daniel, réunis en tension. Au bout de 4 minutes, 2 centimètres cubes de mélange gazeux existant dans le voltamètre Gaiffe, on cesse :

Au pôle positif, caillot noirâtre, dur, adhérent à l'électrode d'acier.

Au pôle négatif, mousse abondante, bulles de gaz ; à peine quelques filaments sur l'aiguille,

Laissant les aiguilles en place, nous changeons la direction du courant, de telle sorte que le pôle positif devienne négatif et le pôle négatif devienne pôle positif, d'après la méthode de Ciniselli. Passage du courant 4 minutes dans ces nouvelles conditions, mélange gazeux, 2 centimètres cubes dans le voltamètre : Le Galvanomètre, marque 45 milli-Weber.

Au pôle positif (ex négatif) nouvelle formation d'un caillot qui est incomplet, diffluent, adhère mal à l'aiguille ; il est formé de plusieurs grumeaux sanguins séparés par des bulles de gaz.

Au pôle négatif (ex positif) désagrégation du caillot formé antérieurement, par une mousse jaunâtre ; le caillot se détache de l'aiguille d'acier.

EXPÉRIENCE VI. — Avec du sang artériel de mouton, nous répétons la même expérience en nous servant de la pile de Trouvé et en ayant soin que l'aiguille du galvanomètre d'intensité ne dépasse point 45. L'interversion des pôles détruit en grande partie le caillot.

EXPÉRIENCE VII. *Sang artériel de chien, défribiné.* — Dans une cupule plongeant les deux électrodes en platine de la pile de Gaiffe. Le courant passe pendant une demi-heure ; (6 éléments donnant au voltamètre 2 centimètres 1/2 de mélange gazeux en 30 minutes.

Au pôle positif, caillot de forme conique à base supérieure, formé autour de l'aiguille de platine ; pôle négatif, mousse abondante, grande quantité de gaz hydrogène.

Interversion des pôles. La mousse remplit toute la cupule, il est difficile de vérifier ce qui se passe. Au bout de 30 minutes, lavage sous un filet d'eau très doux, de façon à enlever la mousse seulement. Nous n'avons plus qu'une petite masse déchiquetée, feuilletée autour des deux aiguilles.

Expérience VIII. — Chienne de forte taille, jeune, vigoureuse, elle est rebelle au chloroforme. On l'endort par une injection de morphine.

L'artère fémorale gauche est mise à nu : nous y introduisons deux aiguilles d'acier très fines non vernies et nous les mettons en contact avec les deux pôles positif et négatif de trois petites piles Bünsen réunies en tension.

Passage du courant pendant 15 minutes, (2 cent. cubes de gaz dans le voltamètre). Secousse dans le membre bien que la bête soit endormie. Ralentissement du cours du sang dans l'artère, les aiguilles sont laissées en place et, 4 heures après, nouvelle application du courant pendant 15 minutes encore. L'artère est dure, les battements ont cessé au point d'implantation des aiguilles. On les retire avec grand soin : suintement sanguin à l'électrode négative ; on l'arrête en promenant sur ce point l'aiguille positive. La plaie est refermée.

Expérience IX. — Sur la même chienne, artère fémorale droite découverte, deux aiguilles d'acier très fines, non vernies, enfoncées perpendiculairement. Pôle positif sur une aiguille, pôle négatif sur la région de l'aine.

Passage du courant. Dès que nous voyons la petite zone noirâtre signalée par Ciniselli, se former autour de l'aiguille positive, nous plaçons le pôle négatif sur cette aiguille et nous transportons le pôle positif sur la seconde. Même changement dès que la zone noirâtre (*isolante de Ciniselli*) est autour de la deuxième aiguille. Le pôle négatif est mis sur la deuxième aiguille, le pôle positif replacé sur la première. Nous croyons nous trouver ainsi dans les conditions demandées par Ciniselli. Le courant est arrêté dès que les battements de l'artère ont cessé. Pas d'hémorrhagie, la plaie est refermée.

Vers le quatrième jour, un gros abcès se forme sur le trajet de la fémorale droite, s'ouvre le septième jour et nous trouvons la bête morte d'hémorrhagie.

Autopsie. — Artère fémorale droite : Ulcération de la paroi au pôle négatif. Au pôle positif, petit caillot mauvais, adhérent à peine à la paroi interne de l'artère, dissocié en partie.

Fémorale gauche, caillot assez résistant.

Dans deux autres cas semblables, nous avons des résultats aussi peu satisfaisants en opérant de cette façon. L'alternance et l'interversion des pôles présentent des dangers sérieux sans donner un bon caillot.

C. — *Expériences prouvant que la coagulation se fait dans les artères le pôle négatif étant placé sur la peau, le pôle positif dans l'artère.*

EXPÉRIENCE X. — Sur un jeune chien endormi par le chloroforme, nous dénulons la fémorale droite, implantation à un cent. de distance l'une de l'autre de deux aiguilles fines et vernies à la gomme laque, sauf à la pointe, dans une étendue de 2 millim. Les aiguilles sont mises bien perpendiculairement à l'axe de l'artère. Le pôle positif de l'appareil Gaiffe (10 éléments donnant au voltamètre 1 cent. cube de mélange gazeux en 2 minutes, 45 milli-Weber au galvanomètre d'intensité) est appliqué sur une première aiguille. Le pôle négatif, représenté par une large plaque humide, est placé sur la cuisse gauche. On fait passer un courant pendant dix minutes, on cesse et on place le pôle positif sur la deuxième aiguille, le pôle négatif restant sur la cuisse gauche.

2° Applic. — Passage du courant pendant 10 minutes sur cette seconde aiguille.

3° Applic. — 10 minutes sur la première aiguille.

4° Applic. — 10 minutes sur la deuxième aiguille.

Le vaisseau est complètememt oblitéré, plus de battements au niveau des piqûres et au-dessous. Les aiguilles sont retirées très oxydées, usées à leur pointe non protégée par le vernis ; pas d'hémorrhagie, la plaie est refermée.

EXPÉRIENCE. XI. — Sur le même chien nous parvenons, à travers la peau, à enfoncer, dans la fémorale gauche, une petite aiguille d'acier. Intensité du courant : 45 milli-Weber ou 1 cent. cube de gaz en 2 minutes au voltamètre. Pôle positif sur l'aiguille, pôle négatif sur la poitrine dont les poils ont été rasés.

Le courant passe pendant 30 minutes, l'animal est remis en liberté, il ne peut se tenir sur les pattes de derrière. Au bout d'un mois, il est sacrifié.

Autopsie. — Fémorale droite, adhérence de l'artère avec le tissu cicatriciel de la plaie. L'artère est dure au niveau des piqûres d'aiguille. Elle roule sous le doigt ; en l'ouvrant, nous trouvons un caillot blanc rosé, plus rouge aux extrémités, occupant l'espace compris entre les deux points d'implantation des aiguilles, faisant corps avec la paroi interne de l'artère, d'une épaisseur de 2 millimètres environ et de forme conique, à base sur l'artère au niveau des piqûres d'aiguille, plus mince dans l'espace qui sépare les deux points d'implantation des aiguilles. Un faible grossissement montre dans ce caillot la structure fibrineuse.

EXPÉRIENCE XII. — La carotide droite d'un cheval mise à nu, nous y enfonçons deux aiguilles d'acier de 6/10e de millimètre de diamètre ; elles sont vernies à la gomme laque, sauf à la pointe dans une longueur de deux millimètres. Un intervalle de 3 cent. séparent ces aiguilles l'une de l'autre. Le pôle positif d'une pile de Daniel (20 éléments montés en tension et marquant au galvanomètre d'intensité 49 milli-Weber) est placé sur la première aiguille, le pôle négatif (large plaque humide) est mis à gauche sur la peau du cou, préalablement rasée. Le courant passe pendant 8 minutes, puis le pôle positif est mis en rapport avec la deuxième aiguille ; passage du courant, 8 minutes.

2e Applic. — Le pôle négatif restant sur le cou, le pôle positif est replacé sur la première aiguile ; 8 minutes de passage du courant.

3e Applic. — 8 minutes sur la deuxième aiguille.

4e Applic. — 8 minutes sur la première aiguille.

5° Applic. — 8 minutes sur la deuxième aiguille.

Les battements de l'artère ont diminué de force et d'amplitude, l'artère est devenue plus rigide, moins expansive. Les aiguilles sont retirées avec précaution ; aucune trace d'hémorrhagie, pas même de suintement sanguin.

Expérience XIII. — Sur carotide gauche. Nous répétons la même expérience dans les mêmes conditions, avec cette différence que nous nous servons, cette fois, d'aiguilles d'or et d'une pile de Gaiffe de 49 milli-Weber d'intensité. La durée des applications et du passage du courant sont identiques autour des aiguilles : petite zone mortifiée autour des aiguilles, léger suintement sanguin au niveau de la deuxième aiguille. L'animal est tué une heure après la séance d'électro-puncture, et nous trouvons au point des piqûres de chaque aiguille, un caillot rouge, dur, solide, bien appliqué contre la surface interne de l'artère. L'adaptation est moins parfaite à gauche où nous nous sommes servis d'aiguilles d'or, elle est incomplète à la deuxième aiguille, ce qui nous explique le suintement sanguin lorsque l'aiguille fut enlevée.

Même expérience recommencée quatre fois avec des aiguilles et des piles diverses ; dans toutes ces expériences la coagulation se fait bien au pôle positif.

D. — *Expériences faites dans le but de rechercher la valeur du pôle négatif.*

Nous avons déjà vu que l'albumine, le sérum, la plasmine, les solutions fibrineuses, ne se coagulaient pas au pôle négatif. (Exp. I, II, III, A).

Expérience XIV. — Grand chien de 5 ans endormi par injection de morphine. Fémorale gauche découverte et dénudée, deux aiguilles fines en acier, vernies à gomme laque, sauf à la pointe, sont enfoncées dans l'artère à 3 millimètres de profondeur, espacées l'une de l'autre de 6 à 7 cent. La première aiguille est mise en contact avec le pôle négatif d'une pile Gaiffe (24 éléments donnant au voltamètre 2 cent. 1/2 cubes de mélange gazeux), l'autre électrode, représentée par une grosse éponge, est appliquée sur l'aine du côté droit. Le courant passe ; secousses dans le membre inférieur gauche.

Durée de l'application : 8 minutes sur la première aiguille ; mousse abondante autour de l'aiguille.

2mo Applic. — 8 minutes sur la deuxième aiguille. Secousses dans le membre dès qu'on ferme et qu'on ouvre le circuit.

Mousse abondante. — L'artère ne cesse de battre. — Suintement sanguin.

3me Applic. — Pôle positif sur l'abdomen, plus proche du pôle négatif placé dans la fémorale.

8 minutes sur la 1re aiguille.

8 minutes sur la 2me aiguille.

Pendant deux heures le courant passe; eschares de la paroi vasculaire, hémorrhagie considérable. — Ligature. — Pas de coagulation galvanique.

EXPÉRIENCE XV. *Même chien.* — Sur fémorale droite. Deux aiguilles fines sont enfoncées à travers la peau dans l'artère (14 éléments Daniel, 2 centimètres cubes de gaz en 7 minutes).

1re Applic. *Pôle positif.* — Grosse éponge humide placée sur le thorax.

Pôle négatif. — En contact avec la 1re aiguille.

Passage du courant pendant 30 minutes. — Distension de la peau, du tissu cellulaire par le gaz hydrogène. — Crépitation emphysémateuse. — Soubresauts dans le membre.

2mo Applic. *Pôle positif.* — Placé sur la patte droite enveloppée d'un linge humide.

Pôle négatif sur 2° aiguille. — Passage du courant. — Secousses, cris de l'animal réveillé par la douleur. — On lui fait une nouvelle injection de morphine. — Aussitôt que l'animal est endormi, nous fermons le circuit; ébranlement dans le membre. — Gonflement, boursouflement des tissus. — Durée du courant, 2 heures. — L'artère continue de battre au-dessous de la piqûre. — Les battements sont moins forts cependant qu'à la carotide.

Une incision faite dans ces tissus distendus par l'épanchement de gaz qui remonte jusqu'à l'aine, montre que les aiguilles ont bien pénétré dans la fémorale.

En ouvrant les artères, nous y trouvons une sorte de boue rougeâtre ressssemblant à du cambouis.

EXPÉRIENCE XVI. *Même chien. Carotide droite.* — Pôle négatif mis en contact d'une aiguille d'or enfoncée dans la carotide dénudée.

Pôle positif représenté par une petite lame de platine glissée sous l'artère à 4 centimètres de l'aiguille.

Courant fourni par une pile de Trouvé donnant un centimètre cube de mélange gazeux en 5 minutes. — Durée du passage
du courant, 1 heure. — La paroi artérielle noircit, se plisse, se
ratatine, dans toute la portion qui touche à la lame de platine.
— Autour de l'aiguille négative, mousse abondante; infiltration gazeuse dans les parois de l'artère. — Eschare jaunâtre.
— En retirant l'aiguille : hémorrhagie abondante. — La portion
d'artère sur laquelle nous avons opéré est comprise entre deux
ligatures. — Elle est ouverte ; nous trouvons dans son intérieur
du sang noirâtre, grumeleux. Ces grumeaux disparaissent complètement par le lavage, et l'on voit de larges taches ecchymo-
tiques sous l'épithélium du vaisseau. Les tuniques de l'artère
sont infiltrées de gaz.

Expérience XVII. *Même chien.* — *Carotide gauche* mise à nue,
une aiguille d'acier, fine, vernie, est enfoncée à une profondeur
de 4 millimètres. La partie de l'aiguille qui a pénétré dans le
vaisseau n'est pas enduite de gomme laque.

Électrode négative de la pile Gaiffe mise en rapport avec cette
aiguille.

L'électrode positive, large plaque humide, est placée sur l'aine
gauche. — Nous faisons passer un courant donné par 5 éléments d'abord, pendant 10 minutes, puis, de 10 éléments pendant 10 autres minutes; en troisième lieu, 20 éléments durant
30 minutes. En essayant de monter à 24 éléments, l'animal
meurt de syncope. — L'infiltration gazeuse est presque nulle
dans les tissus de l'artère. Dans le vaisseau, quelques traces de
coagulation, sous forme de gelée rouge, brunâtre, diffluente.

Nous avons répété ces expériences sur un jeune chien,
sur un lapin, sur un mouton, sans obtenir des résultats
meilleurs ; nous pouvons donc avancer que l'introduction
du pôle négatif dans une artère, expose à des accidents,
et ne détermine pas la formation d'un caillot. Il eût été
bien plus édifiant d'expérimenter sur des anévrysmes.
Nous avons fait tous nos efforts pour en produire artifi-
ciellement, nous n'avons pu y parvenir, même sous la
direction d'expérimentateurs très habiles.

OBSERVATIONS

OBSERVATION I.

Anévrysme artériel du tronc brachio-céphalique. — Hypertrophie du ventricule gauche. — Traitement par l'Électro-Puncture.

Macré (Louise), âgée de 60 ans, couturière, entrée le 19 février 1879, à l'Hôtel-Dieu, dans le service de M. MOUTARD-MARTIN.

Depuis une huitaine d'années environ, elle éprouve des douleurs très vives dans la région précordiale et dans le dos. D'après sa description, ces douleurs rappellent les angoisses qui accompagnent si souvent les lésions de l'orifice aortique et l'angine de poitrine. Les moindres émotions, les plus petites fatigues, une marche prolongée, l'ascension des escaliers exagéraient considérablement les douleurs que venaient compliquer encore la dyspnée, les essoufflements, les palpitations très violentes. Peu à peu ces accidents augmentent d'intensité, se manifestent à des intervalles de plus en plus rapprochés.

L'état général reste bon et la malade peut vaquer à ses occupations en prenant les précautions nécessaires pour éviter ces malaises.

Les choses en étaient à ce point quand, tout-à-coup, sans cause appréciable, sans avertissement aucun, le 8 mai 1877, la malade est prise subitement de douleurs atroces sous l'omoplate, dans le bras, dans l'épaule du côté droit. Ces douleurs s'irradient dans le cou, dans la face, se font sentir jusqu'au bout des doigts. En même temps survient la paralysie incomplète du membre supérieur de la face qui prend une coloration ardoisée, devient livide, froide, insensible. Quinze jours auparavant, 23 avril, elle avait constaté l'existence d'une petite tumeur du volume d'un œuf de pigeon qui siégeait juste à la fourchette du sternum, accolée au bord interne du muscle sterno-cleïdo-mastoïdien droit. Cette tumeur était animée de battements très forts ; elle était douloureuse et la malade était souvent fatiguée par un bruissement incessant qui l'empêchait de dormir. Lorsque la première crise survint, elle se rappelle parfaitement que les battements de la tumeur étaient depuis plusieurs heures beaucoup plus violents que de coutume.

Dans la journée du 8 mai, ses souffrances ont été si vives qu'il y eut perte de connaissance.

N'éprouvant nul soulagement d'un traitement fait par un médecin de la ville, la malade se décide à entrer dans le service de M. Panas, à Lariboisière. Elle y séjourne pendant un mois sans subir d'autre médication que quelques injections de morphine. A son entrée à l'Hôtel-Dieu on constate : un anévrysme du tronc brachio-céphalique avec dilatation de la partie correspondante de l'aorte. La tumeur occupe la fourchette du sternum ; elle est très douloureuse au toucher et quand on y applique le stéthoscope. Elle est animée d'un fort battement expansif. A l'auscultation, on y perçoit un souffle violent, dur, retentissant qui correspond à l'expansion de la poche. L'auscultation du cœur fait entendre un bruit de souffle léger au premier temps, à la base, attribuable plutôt à de l'anémie qu'à une lésion d'orifice. Les battements du cœur sont plus violents, plus forts que de coutume, ce qui est en rapport avec une hypertrophie du ventricule gauche. Le pouls du côté droit (phénomène paradoxal) est plus fort, plus ample que celui du côté gauche et il est manifestement en retard sur celui-ci.

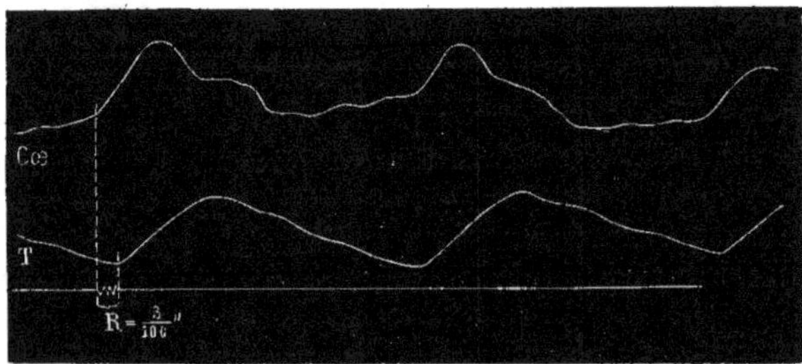

Retard de la tumeur sur le cœur, 8/100es,

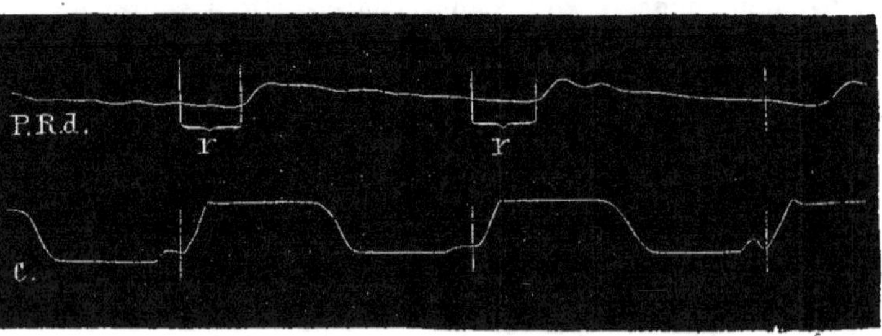

Retard du pouls radial droit sur le cœur, 14/100es.

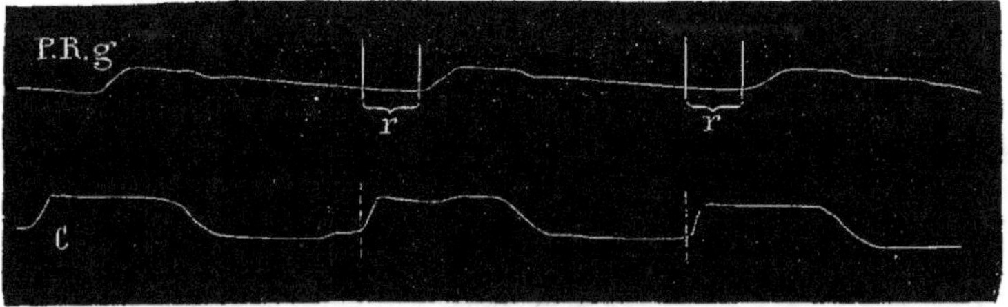

R. Pouls radial gauche sur le cœur.

En même temps, nous notons des douleurs persistantes dans le bras droit, de la diminution de la puissance musculaire ; la malade ne peut serrer que très faiblement la main quand on la prie de le faire, et elle a beaucoup de peine à mouvoir son membre droit. Les mouvements spontanés ou communiqués produisent une exagération dans les douleurs qu'elle ressent. Il y a également des phénomènes de compression du côté du grand sympathique cervical.

Cette compression ne porte pas sur les vaisseaux veineux et n'a point déterminé d'œdème ; mais la compression nerveuse sur le trajet brachial tient sous sa dépendance les phénomènes douloureux et l'action sur le sympathique se traduit par la stase sanguine dans les capillaires et aussi par des troubles oculaires survenus dans l'œil droit.

En effet, comme cela arrive chez les animaux auxquels on a sectionné le sympathique cervical, on note de la diminution de l'ouverture palpébrale, un enfoncement marqué du globe oculaire dans l'orbite et surtout un myosis très prononcé par paralysie des fibres radicées de l'iris et contraction du sphincter irien non équilibré.

La vue a considérablement baissé dans l'œil correspondant, la vision à distance est très raccourcie, beaucoup moins nette.

Les objets paraissent animés de petits mouvements d'oscillation qui ne permettent pas d'en voir régulièrement les contours.

Depuis deux ans environ, la malade avait de fréquents saignements de nez qui se traduisaient par un écoulement de sang noir, souvent accompagné d'expectoration sanguinolente. Elle se plaint aussi d'être sujette à des étourdissements qui s'accompagnent de lipothymies avec tendance à la syncope et perte momentanée de la vision. Il lui arrive quelquefois d'avoir de violents frissons prolongés, à la suite de ces vertiges. La température des deux mains, prise simultanément, donne les résultats suivants :

1re Épreuve. { Main droite. . . . . . . 35°.8
{ Main gauche . . . . . . 35°.4

La deuxième épreuve a lieu une demi-heure environ après la première et est plus prolongée. Les muscles paraissent plus fatigués, car ils sont agités de contractions fibrillaires.

2e Épreuve. { Main droite. . . . . . . 36°.2
{ Main gauche . . . . . . 35°.6

Les fonctions digestives sont assez régulières.

L'appétit bon, mais l'ingestion des aliments est pénible et le travail de la digestion fort lent.

La constipation habituelle a besoin d'être combattue par des laxatifs.

La température axillaire donne :

Pour le côté droit malade. . . . . 36°.8
Pour le côté gauche sain . . . . . 36°.3

ACUITÉ VISUELLE

Œil droit. . { Sans verre. 7 1/2
{ Avec verre convexe. + 15, n° 4.
Œil gauche. { Sans verre. 10
{ Avec verre. . . . . + 7, n° 3

L'auscultation de la poitrine fait constater quelques râles ronflants, une propagation des bruits trachéaux et un affaiblissement très notable du murmure vésiculaire dans le tiers supérieur du poumon droit, mais l'attention se porte surtout du côté de la région cervicale antérieure, et l'on observe une tumeur siégeant en arrière et au-dessus de l'articulation sterno-claviculaire droite, limitée en bas par le sternum, passant sous les faisceaux du sterno-cleïdo-mastoïdien, soulevant principalement son attache sternale.

La peau y est tendue et luisante ; la circulation collatérale est très développée. La tumeur du volume d'un œuf de dinde, est animée de battements expansifs. Le stéthoscope y fait reconnaître un bruit de souffle intermittent, rude, isochrone au pouls. Les pouls radiaux sont isochrones, assez forts ; toutefois, celui du côté gauche est moins bondissant. La matité de la tumeur s'étend en bas et à gauche et se confond avec la matité précordiale. En arrière, matité dans toute la fosse sous-épineuse ; bruit de souffle au même niveau.

Quelques jours après son entrée à l'hôpital, malgré une médication à l'iodure de potassium (2 grammes par jour) et le repos le plus complet, la tumeur devient tout à coup beaucoup plus volumineuse, comprime la trachée, détermine du cornage, de la toux, une expectoration filante et abondante à la suite d'accès dyspnéiques véritablement suffocants. Ces accès étaient très violents et s'accompagnaient de symptômes d'asphyxie, de tension exagérée de la poche à un point tel qu'on devait craindre à tout moment la rupture de la poche et une mort rapide.

M. Dujardin-Beaumetz, consulté, conseilla le traitement par l'électro-puncture.

M. Moutard-Martin craignait qu'il ne se formât, à la suite de l'électro-puncture, des caillots pouvant être entraînés dans une des branches collatérales et donner lieu à tous les accidents de l'embolie. M. Beaumetz ayant déclaré n'avoir pas eu d'accident dans un cas analogue, M. Moutard-Martin se prête d'autant plus à cette opération qu'elle était vivement désirée par la malade.

Toutes les indications pour opérer se trouvaient réunies : on constatait aisément que les battements de la tumeur et ceux du cœur alternaient entre eux; une séparation bien marquée existait entre les souffles cardiaques et ceux perçus dans la tumeur. Ces phénomènes amenaient à penser qu'on avait affaire à une tumeur du tronc brachio-céphalique avec poche distincte, non à une dilatation artérielle simple. La situation superficielle de la partie antérieure de la tumeur, placée au-dessus du sternum, sous la peau, rendait l'opération plus facile que s'il se fût agi d'un anévrysme de l'aorte; mais, d'autre part, la position de cette tumeur, placée si près de la carotide, devait faire redouter la formation d'embolies cérébrales.

Le 28 février, une première séance est faite ; deux aiguilles d'acier très fines sont enfoncées par la partie antérieure de la tumeur à une profondeur de 25 millimètres. Par ces aiguilles passera le fluide positif. L'autre pôle de la pile est appliqué à la cuisse sous forme d'une large plaque métallique entourée de peau de chevreau, fortement imbibée d'eau pour atténuer l'irritation des téguments.

Dix-huit éléments de Gaiffe servent pour donner la tension électrique nécessaire à l'opération. Le courant positif passe pendant huit minutes sur chaque aiguille.

Les deux aiguilles sont placées de chaque côté du chef sternal du sterno-cleïdo-mastoïdien à 2 centimètres l'une de l'autre.

Le passage du courant par l'aiguille située dans l'intervalle des deux chefs du sterno-cleïdo-mastoïdien ne détermine dans la tumeur qu'une sensation de plénitude sans douleur proprement dite. Au contraire, le courant passant par l'aiguille située du côté interne du chef sternal provoque des douleurs très vives dans l'épaule et la région auriculaire.

Ces douleurs sont tellement vives qu'il est nécessaire de diminuer pendant quelque temps l'intensité du courant de la pile.

Après cette première séance, la tumeur reste très sensible pendant vingt-quatre heures ; les battements sont moins prononcés. On sent au niveau du point d'implantation des aiguilles, deux noyaux durs et résistants. Le stéthoscope y fait reconnaître un bruit de souffle intermittent.

Aussitôt après l'opération, la malade, qui, jusqu'ici, ne pouvait se placer dans le décubitus dorsal à cause d'une dyspnée très forte, peut se coucher sans éprouver d'oppression. Plus de quintes de toux, peu d'expectoration ; le cornage a absolument disparu ; plus de bourdonnements d'oreille. La nuit a été parfaite. De l'hyperesthésie de la peau empêche le plus léger contact sur la tumeur.

Pas de changement de coloration des téguments.

La piqûre faite par les aiguilles ne laisse aucune trace. En résumé, le mieux a commencé sitôt après l'opération et s'est maintenu.

4 *Mars*. — On peut constater que l'hyperesthésie de la peau a disparu ; la sensibilité de la tumeur est moindre. On y trouve moins d'expansion. Malgré ce mieux, M. Moutard-Martin continue le traitement par l'iodure de potassium, se promettant de recourir à une deuxième séance d'électrolyse si les phénomènes menaçants qui ont marqué le début se représentaient.

18 *Mars*. — Trois semaines après, deuxième séance d'électrolyse. Cette fois, les aiguilles sont enfoncées à 35 millimètres, un peu plus haut que la première fois. Le courant positif passe pendant une demi-heure. Vingt-deux éléments de Gaiffe donnent la tension électrique nécessaire. Le passage du courant détermine une sensation de constriction dans la tumeur ; quelques irradiations douloureuses dans le bras et l'épaule droite, ainsi que dans le cou à chaque interruption du courant. La pupille droite, ordinairement rétrécie, se dilate pendant tout le temps de l'application ; la température de la joue gauche baisse ; le pouls est toujours plus fort à droite. Sensibilité très grande à la peau. Plus de cornage. Nuit bonne.

20 *Mars*. — La peau est moins sensible, excepté au niveau

des piqûres. Légère teinte jaunâtre ecchymotique. Douleur dans la tumeur qui a un peu augmenté de volume. La malade se plaint d'avoir éprouvé des élancements assez forts et passagers dans la poche anévrysmale. Au total, la tumeur qui était restée douloureuse pendant 24 heures environ, diminue de volume d'une façon marquée.

Elle est plus dure; la diminution est plus sensible dans la partie qui se prolonge sous les muscles du cou. À ce niveau, le souffle a presque complètement disparu. Les battements persistent encore dans le triangle sus-claviculaire. En résumé, l'électro-puncture a déterminé chez cette malade une amélioration profonde dont nous devons tenir d'autant plus compte que la mort était imminente et que les douleurs déterminées par la suffocation étaient intolérables. Aujourd'hui tout danger immédiat a disparu, ainsi que la toux et le cornage.

La malade se sentant beaucoup mieux demande à quitter l'hôpital le 31 mars. Rentrée chez elle, elle se fatigue beaucoup. Vers le 10 avril, l'oppression apparaît de nouveau après de grands efforts faits pour un déménagement. Les douleurs dans l'épaule se font aussi sentir plus fréquentes la nuit que le jour. Lorsqu'elle revient à l'hôpital, la tumeur a augmenté de volume, sans atteindre toutefois les dimensions qu'elle avait primitivement. Elle est restée dure, moins expansive; ses pulsations sont moins perceptibles. Le bruit de souffle s'entend d'une façon intermittente. Les deux pouls paraissent isochrones, contrairement à ce qui a été observé avant l'électro-puncture. Le pouls gauche est plus plein que le droit. La pupille droite toujours rétrécie; le côté droit de la face est plus chaud que le côté gauche, la sensibilité y est bien conservée; on note un peu de rougeur de la pommette. L'oppression qui augmente chaque fois que la malade fait un mouvement violent n'est pas assez grande pour empêcher le décubitus dorsal. Le doigt appliqué sous la sous-clavière droite perçoit un thrill. Les battements de la carotide droite sont moins forts que ceux de la carotide gauche. La peau est souple, insensible.

23 *Avril*. — Nouvelle séance d'électro-puncture à cause de la dyspnée, des phénomènes d'étouffement qu'éprouve la malade. Dès le passage du courant, on remarque un abaissement de la température dans le côté droit; le rhythme respiratoire devient beaucoup plus régulier, la malade éprouve un très grand bien-être. Le soir, sensation de lassitude, un peu de turgescence du côté de la tumeur.

26 *Avril.* — Toute trace d'inflammation et de gonflement a disparu, la résistance de la tumeur sous le doigt est des plus nettes. Son volume paraît avoir aussi diminué et cette diminution s'accentue de plus en plus jusqu'au 6 mai, pendant que les battements expansifs disparaissent.

28 *Mai.* — La malade, en se promenant sur la terrasse de l'hôpital, prend une bronchite qui détermine des accidents sérieux et menace de compromettre fortement la vie. Sous l'influence des quintes de toux, des troubles de la circulation pulmonaire et des efforts que réclame l'expectoration, la tumeur augmente de nouveau. Nouvelle séance d'électro-puncture, toujours dans les mêmes conditions que la précédente pendant 30 minutes avec 12 éléments de Gaiffe. Pendant le passage du courant, la pupille droite est moins contractée ; la respiration très libre, la peau moins chaude. Sensation de constriction dans la tumeur. La température axillaire prise pendant l'opération est la même pour les deux côtés : 37°.

Pouls droit plus fort que le gauche.

14 *Juin.* — Nouvelle imprudence de la part de la malade qui est prise d'étouffement au moment de la visite ; rejette en toussant quelques crachats rosés ; suffocation très grande. Un repos absolu suffit pour tout faire rentrer dans l'ordre.

25 *Juin.* — Il n'est plus possible de faire rester la malade à l'hôpital et, à sa sortie, on constate la disparition de tous les phénomènes réflexes signalés plus haut, tels que douleurs, dyspnée, etc... L'état général est bon ; l'état local est très satisfaisant. La tumeur est affaissée, comme étalée, dure, peu douloureuse et nullement expansive en dedans du sterno-cleïdo-mastoïdien ; encore soufflante dans la partie située au-delà des scalènes. Bruit de thrill et frémissement cataire sur le trajet de la sous-clavière. En arrière, à l'auscultation du poumon, on constate un souffle dû à la compression du poumon droit par la portion postérieure de la poche anévrysmale qu'on n'a pu encore atteindre avec les aiguilles à électro-puncture.

En dedans, et profondément, la trachée paraît un peu comprimée ; ce qui le fait croire, c'est le bruit de cornage intermittent encore plus accentué dès que la malade fait effort et que la tension augmente dans la poche anévrysmale. Cœur hypertrophié, soulèvement en masse de la région précordiale par l'hypertrophie ventriculaire.

Voilà dans quel état la malade quitte l'hôpital.

La malade se sent très bien, elle est venue se montrer plusieurs fois à la consultation ; elle paraît ravie du résultat obtenu

RÉFLEXIONS

Dans cette observation quatre points importants mé-
ritent de fixer l'attention :

1° L'amplitude exagérée du pouls radial droit dans un
anévrysme du tronc brachio-céphalique.

2° Le retard exagéré du pouls radial droit qu'il faut
désormais considérer comme signe de premier ordre dans
le cas d'anévrysme du tronc brachio-céphalique.

3° Les phénomènes produits par le passage du courant,
dans le rhythme respiratoire, circulatoire et dans la calo-
rification.

4° Les modifications survenues du côté de la tumeur
par l'électro-puncture.

OBSERVATION II.

Anévrysme de l'aorte ascendante.

Elisa Devilliers, femme Gudin, âgée de 59 ans, blanchisseuse,
entra dans le service du docteur Bucquoy, hôpital Cochin, une
première fois le 29 mai 1876.

Malgré une vie très laborieuse, des chagrins sans nombre
causés par la perte de ses enfants et l'inconduite de son mari,
sa santé avait toujours été excellente, lorsqu'elle commença à
éprouver, dix-huit mois avant son entrée à l'hôpital, dans le
bras droit d'abord et dans la poitrine au niveau du sein droit,
des douleurs vives avec sentiment de déchirure, qui prirent
bientôt le caractère de véritables accès.

Les signes d'un anévrysme de l'aorte ascendante à son début
n'étaient pas douteux. Outre la douleur vive à la pression au

niveau du deuxième espace intercostal, on constatait déjà, en ce point, de la matité dans une étendue de 5 à 6 centimètres, transversalement, et le double battement aortique. Le premier bruit aortique était sourd, le second très éclatant, mais pas de souffle proprement dit.

Le repos au lit, l'application d'un vésicatoire *loco dolenti* et l'usage de l'iodure de potassium à l'intérieur arrêtèrent les crises douloureuses, et bientôt la malade put reprendre ses occupations, qu'elle continua une année entière sans interruption.

Au milieu du mois de mai de l'année dernière, et lorsque déjà elle ressentait de nouveau de vives angoisses dans la poitrine et souffrait d'une dyspnée habituelle, apparut tout à coup à la surface du thorax, une petite tumeur très douloureuse, qui, en moins de trois semaines, arriva au volume d'une moitié de grosse orange.

C'est alors que la malade entra pour la seconde fois à l'hôpital Cochin, le 3 janvier 1878.

Elle avait sensiblement maigri, présentait l'aspect cachectique et accusait des souffrances continuelles auxquelles elle attribuait la perte de l'appétit et du sommeil. Ses forces avaient beaucoup décliné.

Une tumeur volumineuse occupant, du côté droit de la poitrine, les deuxième, troisième et quatrième espaces intercostaux, faisait un relief considérable à la surface du thorax, et présentait à la simple inspection l'impulsion et les battements des tumeurs anévrysmales. Sa forme était assez régulièrement ovalaire, les diamètres mesurant 11 à 12 centimètres de largeur sur 8 de hauteur. A son niveau et dans toute son étendue les cartilages costaux avaient disparu.

L'auscultation pratiquée sur la tumeur donnait un double bruit de souffle ; mais au-dessous, les bruits de l'orifice aortique étaient normaux ; ce qui permettait de conclure, comme l'ont démontré ensuite les tracés pris par le docteur F. Franck avec le cardiographe de Marey, qu'il n'y avait pas d'insuffisance aortique.

Aucune complication importante d'ailleurs du côté du cœur ni dans d'autres organes. Pas de différence dans les deux pouls. Absence de tout phénomène de compression.

Les symptômes principaux étaient les douleurs très vives que la malade éprouvait dans la tumeur anévrysmale et dans le bras du même côté ; à ces douleurs, s'ajoutait un état d'angoisse indicible, qui rendait sa situation des plus critiques.

En présence d'un cas aussi grave, dont la marche rapide faisait redouter, dans un délai assez court, une terminaison fatale, pouvait-on espérer enrayer les progrès du mal? Avec les méthodes ordinaires de traitement, ce n'était guère probable; aussi le docteur Bucquoy se décida-t-il immédiatement pour l'application de l'électro-puncture.

Le volume considérable de la tumeur était, il est vrai, une condition défavorable, mais, à côté de cette contre-indication, se trouvaient des chances de succès dans la disposition de la poche anévrysmale, qui paraissait assez circonscrite, et surtout dans l'intégrité de l'orifice aortique, si rare dans les anévrysmes siégeant à l'origine de l'aorte.

L'opération fut décidée pour le 12 juin, afin de laisser à la malade le temps de s'acclimater à l'hôpital et d'être observée.

Ce jour-là, aidé des conseils et de l'expérience du docteur Dujardin-Beaumetz, le docteur Bucquoy pratiqua l'électrolyse dans la tumeur anévrysmale, en suivant rigoureusement le procédé opératoire tel qu'il a été modifié et appliqué dans les divers cas traités depuis.

Deux aiguilles sont enfoncées dans les parties les plus saillantes de la tumeur, à une profondeur de 2 centimètres et demi. Le pôle positif est mis en contact avec chacune des deux aiguilles pendant cinq minutes successsivement. Puis la même opération est répétée une seconde fois pendant le même temps, de sorte que la durée totale du passage du courant dans la poche anévrysmale est de vingt minutes.

La douleur pendant l'opération fut extrêmement vive, mais courageusement supportée. Elle persista jusque dans la soirée puis disparut presque complètement, de sorte que la malade dormit paisiblement une partie de la nuit, ce qu'elle n'avait pas fait depuis son entrée à l'hôpital.

Le lendemain, soulagement notable, battements moindres dans la tumeur, qui reste encore douloureuse et subit même une tension marquée. Pendant quatre ou cinq jours la douleur et la tension persistent du côté de la tumeur, et l'on constate un léger état fébrile; mais tous ces phénomènes locaux et généraux ne tardent pas à disparaître et l'amélioration est des plus évidentes.

Quinze jours après, le 2 juillet, une nouvelle opération est pratiquée dans les mêmes conditions que la première. Déjà la tumeur avait subi une réduction sensible dans son segment inférieur et les battements étaient beaucoup moins énergiques. Les suites de l'électrolyse furent celles qui avaient été observées la première fois : douleur et tension au niveau de la tumeur, légère réaction fébrile, mais bientôt sentiment de bienêtre, retour de l'appétit et des forces, affaissement manifeste de la poche anévrysmale, dans laquelle on ne constate plus de souffle qu'au premier temps.

Trois autres séances d'électrolyse eurent lieu les 16 et 30 juillet et le 13 août. Dans cette dernière, qui était la cinquième, on ajouta une troisième aiguille, ce qui prolongea de dix minutes le passage du courant.

Chaque fois, les mêmes phénomènes furent observés, une période inflammatoire d'abord, de courte durée, ne retentissant pas d'une manière sensible sur l'état général, puis le retrait de la poche et l'induration de plus en plus marquée d'une partie de son étendue.

La malade demanda à quitter l'hôpital pour reprendre son travail et, lors de sa sortie, le 23 août, la tumeur anévrysmale était réduite de moitié dans tous ses diamètres ; elle paraissait complètement affaissée dans les points où se voyaient les premières cicatrices des piqûres ; seulement une saillie assez marquée, animée de battements, existait toujours dans la partie supérieure, et prouvait que la guérison n'était pas complète.

Deux mois après, cette malade revenait, très fatiguée, très essoufflée, la poche anévrysmale plus développée et présentant des battements plus accusés. On n'avait pas perdu, cependant, tout le bénéfice du premier traitement ; car dans sa moitié inférieure, la tumeur restait complètement affaissée et offrait une résistance remarquable.

Le 31 octobre on soumet de nouveau la malade à l'électrolyse, cette fois encore avec trois aiguilles enfoncées profondément dans la tumeur. Dès les premiers jours et pendant que l'inflammation consécutive persistait encore du côté de la poche anévrysmale, tous les symptômes généraux, douleurs, céphalalgie, dispepsie, disparurent comme par enchantement, et la malade retrouva l'état de santé excellent qu'elle avait en quittant l'hôpital.

Pour consolider cette amélioration, pour augmenter le volume et la consistance des caillots déjà formés dans la poche anévrysmale, on a continué l'électrolyse, qui a été pratiquée encore les 16 novembre, 11 décembre et 4 janvier : en tout neuf séances d'électrisation.

Les résultats obtenus sont les suivants :

L'état général de la malade est aussi satisfaisant que possible. Elle a bon appétit, bon sommeil, se sent parfaitement capable de reprendre son travail. Elle ne se plaint qu'à de rares intervalles de quelques douleurs et de palpitations. Jamais depuis le commencement du traitement, elle n'a vu reparaître ces horribles crises douleureuses qui simulaient l'angine de poitrine et menaçaient son existence.

La tumeur, dont les dimensions atteignaient six mois auparavant 11 à 12 centimètres de largeur sur 8 de hauteur, est entièrement affaissée dans sa moitié intérieure qui présente une surface indurée, de consistance presque cartilagineuse.

Cette surface répond à la moitié inférieure de la tumeur primitive ; on y retrouve encore des traces des premières piqûres qui avaient été faites nécessairement dans les points les plus saillants de l'anévrysme.

Dans cette partie une coagulation permanente est donc obtenue ; *le résultat est absolument satisfaisant*. Malheureusement il existe encore, au milieu du deuxième espace intercostal, une portion saillante du volume d'une amende, qui conserve tous les caractères de la poche anévrysmale, de l'impulsion, des battements et un léger souffle au premier temps. Malgré de la persévérance, on n'a pu obtenir jusqu'ici une coagulation qui s'étende à ce dernier reste de l'anévrysme. Il est probable que cette partie du sac se trouve directement en rapport avec l'aorte par l'orifice de communication, et qu'elle subit ainsi plus immédiatement l'impulsion de chaque systole ventriculaire.

Quoi qu'il en soit et malgré la difficulté que l'on ait eue à provoquer la coagulation en ce point, il faut remarquer cependant que, depuis les dernières séances d'électrolyse, cette partie de la tumeur semble plus résistante, ce qui permet d'espérer des résultats encore plus complets, peut-être même une guérison définitive.

La malade, qui était en état de quitter l'hôpital et de reprendre sa profession pénible de blanchisseuse, consent à rester et à se soumettre à de nouvelles applications d'électrolyse.

Cette fois on opère par la méthode italienne Ciniselli.

Mon collègue Barth me communique la suite de l'observation.

Le 1ᵉʳ *Février*, nouvelle (10ᵉ) séance d'électro-puncture, avec deux aiguilles enfoncées à 4 centimètres et demi. — Une petite modification est apportée au manuel opératoire : après avoir appliqué le pôle négatif à la cuisse et le pôle positif à la tumeur, on fait passer par chaque aiguille successivement, le pôle négatif, dans la tumeur, le pôle positif étant appliqué à la cuisse. — Cette partie de l'opération excite d'assez vives douleurs, bien qu'on ait soin de limiter la tension électrique à un très faible degré. — Les aiguilles sont retirées sans plus de difficulté que les fois précédentes ; on n'observe au point d'implantation ni hémorrhagie ni eschare.

Les phénomènes consécutifs ne présentent rien de spécial : la tension inflammatoire dans la tumeur est plutôt moins marquée que de coutume ; il n'y a pas de fièvre.

Deux jours après (3 *Fevrier*) la malade se déclare très bien portante ; elle ne souffre plus, elle insiste de nouveau pour quitter l'hôpital. Toutefois la petite tumeur persiste, et si elle a diminué, c'est d'une manière insignifiante.

La malade est maintenue en observation pendant les quinze jours qui suivent.

Le 12 *Février*. — Elle accuse de nouveau un peu de gêne de la respiration, un peu de toux, quelques palpitations. (Bromure de pot. 2 gr.)

15 *Février*. — Quelques douleurs dans le dos et dans l'aisselle droite ; élancements pénibles dans le bras ; — agitation, insomnie, toux fréquente et surtout de nuit (pil. cynogl. 0,15 gr.)

18 *Février*. — Nouvelle (11e) séance d'électrolyse, avec deux aiguilles. La méthode de Ciniselli est appliquée dans son intégrité, le pôle négatif passant par l'une des aiguilles tandis que le pôle positif est appliqué sur l'autre.

La douleur pendant l'opération est très vive.

Il n'y a pour ainsi dire pas d'inflammation consécutive, pas de chaleur, pas de tension dans la tumeur anévrysmale, qui n'augmente pas, mais ne diminue pas non plus.

Pendant les semaines suivantes, les choses restent sensiblement stationnaires : la malade accuse toujours quelques troubles, quelques malaises du côté de l'aisselle et du bras, mais l'état général se maintient satisfaisant.

1er-8 *Mars*. — Une sensation nouvelle est éprouvée depuis quelques jours par la malade : celle d'une tension intra-thoracique, d'une pression sourde sur la partie postérieure de la poitrine. — La tumeur anévrysmale n'augmente pas de volume, mais elle devient plus tendue, plus rigide, et il semble que les battements gagnent en force et en dureté.

10 *Mars.* — Depuis hier, la tumeur anévrysmale a pris un développement considérable et presque subit, qui lui a rendu à peu près la forme et les dimensions qu'elle avait avant les premières phases du traitement. La paroi antérieure qui était affaissée et consistante, paraît avoir cédé tout à coup à l'effort du sang, et on a maintenant sous les yeux une tumeur hémisphérique, dépassant le volume d'une grosse orange, animée de battements expansifs très énergiques.

Malgré cette aggravation, les symptômes fonctionnels n'ont pas augmenté, et la malade dit souffrir moins que les jours précédents.

13 *Mars.* — Nouvelle (12e) séance d'électrolyse avec deux aiguilles enfoncées à cinq centimètres. M. Bucquoy en enfonçant les aiguilles ne constate plus la résistance des parois qui le frappait aux opérations précédentes ; il pénètre facilement dans une vaste poche qui paraît entièrement dépourvue de caillots.— La séance est de 20 minutes, suivant la méthode française (pôle positif sur la tumeur, négatif à la cuisse). La malade se plaint plus que de coutume et déclare souffrir beaucoup pendant le passage du courant.

L'inflammation consécutive est insignifiante ; on n'observe ni tension, ni durcissement de la tumeur.

Les jours suivants celle-ci continue à augmenter rapidement de volume ; elle est le siège d'élancements douloureux qui retentissent dans l'aisselle et dans le bras, dont les mouvements sont presque impossibles. La malade accuse une dyspnée très vive ; il lui est impossible de se coucher sur son côté gauche.

Au niveau de la fosse sous-épineuse droite la respiration présente un timbre soufflant presque cavitaire à l'expiration. A la base du même côté, nombreux râles sous-crépitants.

20 *Mars.* — Les troubles fonctionnels deviennent chaque jour plus intolérables : dyspnée excessive ; accès de douleurs irradiées dans le bras droit. La malade se refusant catégoriquement à toute nouvelle tentative d'électrolyse, on se borne à appliquer une vessie de glace sur la tumeur. Cette application jointe à des injections de morphine, répétées soir et matin, soulage un peu la malade.

21-28 *Mars.* — La tumeur augmente par poussées successives, et se développe progressivement en haut et en dehors. Crises douloureuses toujours très intenses. Insomnie complète.

2 *Avril.* — L'aggravation continue chaque jour ; depuis hier on a pu suivre à vue d'œil l'augmentation de volume

de la tumeur, qui soulève le grand pectoral et atteint presque
le creux de l'aisselle. — La paroi antérieure ne paraît pas
s'amincir ; elle est le siège d'une chaleur et d'une rougeur remarquables, comme s'il se produisait à ce niveau un travail
d'inflammation. — Crises de douleurs très vives. — Dyspnée
intense sans cornage.

 3 *Avril.* — Depuis hier la tumeur a doublé ; elle dépasse aujourd'hui le volume d'une tête d'enfant, et s'étend depuis le
bord droit du sternum jusqu'au creux axillaire qu'elle soulève.

Le soir, les battements ont presque entièrement cessé ; la
masse anévrysmale est molle, fluctuante ; une vaste ecchymose
qui se dessine au côté interne et supérieur du bras révèle une
rupture sous-cutanée. — Les battements du cœur sont faibles
et irréguliers.

La malade succombe par syncope le 3 avril à 7 heures du
matin.

Autopsie 25 heures après la mort.

AUTOPSIE

Aspect extérieur du cadavre. — La portion droite de la poitrine
est occupée par une tuméfaction énorme, du volume d'une tête
d'adulte, qui s'étend depuis la clavicule, en haut, jusqu'à la
quatrième côte en bas, depuis le bord droit du sternum en
dedans, jusqu'au creux axillaire, en dehors.

Dans ce dernier point, se voit une ecchymose d'un bleu noirâtre qui s'étend sur la face interne du bras jusqu'au niveau
du tiers supérieur. — Toute cette région est fluctuante et dis-
tendue par un épanchement sanguin considérable.

Poche anévrysmale. — La tumeur étant circonscrite d'un coup
de couteau, est enlevée d'une seule pièce avec tout l'appareil
cardio-pulmonaire et toute la moitié droite de la cage thoracique.

Le cœur est considérablement hypertrophié ; les parois du
ventricule gauche, charnues, d'un rouge vif, dépassent 2 centimètres d'épaisseur.

Les lésions de l'aorte commencent au niveau de son orifice ;
les valvules sigmoïdes sont épaissies et rigides ; les parois aortiques sont froncées, inégales, couvertes de saillies mamelon-
nées d'athérome ; des dépôts calcaires, des pertes de substance
se voient en beaucoup de points.

A peine dilatée au niveau de son orifice, l'aorte s'élargit rapidement et forme, au niveau de sa première courbure une cavité

du volume d'un gros œuf de poule, dont les parois, infiltrées d'athérome, sont presque entièrement rigides. — Cette cavité étant ouverte, on voit sur sa paroi supérieure un peu refoulée à gauche, les trois orifices libres et relativement sains du tronc brachio-céphalique, de la carotide gauche et de la sous-clavière gauche.

A 3 centimètres à droite de l'orifice du tronc brachio-céphalique on voit une ouverture infundibuliforme, arrondie, atteignant 3 centimètres de diamètre, qui conduit dans la poche anévrysmale.

Celle-ci présente une forme très irrégulière et un aspect très variable suivant les points où on l'examine ; elle semble constituée par plusieurs loges distinctes, communiquant largement les unes avec les autres. — La première loge, qui s'ouvre directement dans l'aorte, est arrondie, située tout entière en dedans de la cavité thoracique, limitée en arrière et en dehors par le poumon, qui présente à ce niveau des adhérences solides avec la paroi du thorax ; cette première poche est bien délimitée, ses parois fermes et résistantes offrent la texture ordinaire de la paroi anévrysmale ; elles sont revêtues par une couche uniforme et peu épaisse de caillots stratifiés, sur lesquels sont venus se greffer des caillots agoniques volumineux.

Au niveau du deuxième espace intercostal élargi, cette première cavité communique avec une seconde, beaucoup plus étendue, qui s'étend au-devant de la deuxième côte jusqu'à une faible distance de la clavicule. — La deuxième et la troisième côte, très fortement échancrées, la première en bas, la seconde en haut, sont réduites à la largeur d'une mince baguette ; le tissu osseux, inégal et couvert de rugosités est à nu dans la cavité, et la paroi anévrysmale fait défaut en ce point ; en dehors, elle est constituée par un tissu conjonctif dense, aréolaire, comme feutré, qui s'applique immédiatement à la face profonde du grand pectoral soulevée ; — cette paroi adventice (qui rappelle exactement celles des anévrysmes chirurgicaux faux consécutifs) n'est recouverte en avant d'aucun caillot ; — dans les points même où l'électrolyse a été appliquée pendant la vie, on ne trouve aucun vestige de coagulation sanguine ; — mais il en est autrement en arrière et en haut, où, la cavité étant nettoyée, on trouve une quantité considérable de caillots stratifiés, formant une masse pelotonnée sur elle-même, et qui déroulée, reproduit assez exactement la forme de la cavité qu'elle a dû tapisser antérieurement.

Cette cavité présente à son côté externe une vaste solution de continuité, une déchirure irrégulière de 8 à 9 centimètres de long, qui la fait communiquer avec une troisième poche, formant à elle seule les deux tiers du volume total de la tumeur et limitée seulement par le grand pectoral en avant, le grand dentelé en arrière, et le tissu cellulaire du creux de l'aisselle en dehors.

Cette cavité, véritable anévrysme diffus, qu'on a vu se former pendant les derniers jours de la vie, est remplie entièrement par une masse cruorique noire, d'une consistance de gelée, dépassant le poids de 1 kilogramme.

De plus, le sang, filtrant par des éraillures le long des bords supérieur et inférieur du grand pectoral, s'est répandu dans le tissu cellulaire de la mamelle et dans celui du bras.

Ces détails anatomiques permettent de se rendre compte de la marche suivie par l'anévrysme et des étapes successives de son développement. — D'abord *mixte herniaire* dans sa première phase, la paroi a cédé au niveau de l'espace intercostal, un anévrysme *faux* s'est formé qui a fait saillie au côté droit du thorax. — C'est sur cette seconde poche qu'on a appliqué l'électrolyse, et il n'est pas douteux qu'on a obtenu la formation de caillots importants, mais ceux-ci, ramollis ou dissociés à la partie antérieure, se sont laissé refouler en arrière, où ils sont restés pelotonnés, et le sang agissant sur une paroi non protégée, a distendu celle-ci jusqu'à amener sa rupture. — Une troisième poche s'est alors formée, poche *diffuse*, dont le développement a dû être très rapide, et où plus d'un litre de sang était déjà accumulé quand la mort est survenue.

L'aorte descendante est très fortement athéromateuse, couverte de bosselures et infiltrée de plaques calcaires.

La même lésion existe, mais beaucoup moins prononcée dans les vaisseaux périphériques.

Les autres organes ne présentent rien qui mérite d'être noté.

Ici les résultats ont été très satisfaisants lorsqu'on s'est servi du pôle positif : Une coagulation permanente avait été obtenue... Les accidents sont survenus dès que le procédé opératoire fut modifié.

OBSERVATION III.

Anévrysme de la crosse de l'aorte.

Clotilde François, âgée de 47 ans, marchande ambulante, entre à l'hôpital Saint-Antoine, dans le service de M. Dujardin-Beaumetz (salle Sainte-Agathe, n°4), le 7 février 1879. Cette femme a fait précédemment un séjour d'un mois à l'hôpital Saint-Louis, dans le service de M. Besnier, salle Saint-Thomas, n° 46.

Voici la note de M. Arnozan, interne du service, que nous transcrivons intégralement :

Antécédents héréditaires. — Le père est mort d'une affection qui a persisté deux ans, mais sur laquelle on ne peut avoir aucun renseignement. Sa mère est âgée de 74 ans et bien portante.

Antécédents personnels. — La santé a toujours été très bonne avant le début de la maladie actuelle. La malade n'a jamais présenté d'affection aiguë des voies respiratoires. Elle a toujours été bien réglée jusqu'à l'âge de 44 ans, où la ménopause ne s'est accompagnée d'aucun accident. Elle ne porte aucune trace de maladie constitutionnelle. Elle n'a jamais eu de rhumatisme, jamais d'accidents syphilitiques. Les artères ne paraissent pas athéromateuses. Elle n'est pas alcoolique.

Il y a plus de vingt ans, elle a fait une chute violente dans un escalier, chute qui ne détermina d'ailleurs aucune fracture, mais de fortes contusions portant surtout sur la région lombaire. Quinze jours après, la malade était sur pied et reprenait ses travaux. Elle ne s'est jamais ressentie de ce traumatisme, le seul qu'elle ait à signaler dans ses antécédents.

Il est difficile de préciser l'époque exacte du début des accidents dont le dévoloppement amène la malade à l'hôpital (11 novembre 1878). Il y a trois ans, elle prit un métier extrêmement fatigant. Pendant quatre heures, chaque jour elle portait soit sur le dos, soit à l'un des bras, quelquefois aux deux, de très lourdes charges. Elle ne tarda pas à tousser, à maigrir, à s'affaiblir. Aussi, il y a environ huit mois, à la suite de petites hémoptysies qui persistèrent pendant deux septénaires et ne se renouvelèrent pas, elle se résigna à des travaux moins pénibles. Mais le développement de douleurs de plus en plus intenses dans le dos, dans la région précordiale, dans le bras gauche, l'obligea à renoncer absolument à tout ouvrage manuel ; et depuis trois semaines, elle est condamnée à l'inaction.

Actuellement, la malade porte à la région sternale une tumeur dont elle n'a constaté l'existence que depuis six jours. Cette tumeur forme une voussure qui, du niveau du point d'union des deux premières pièces du sternum, s'étend obliquement en bas et en dehors vers l'extrémité interne du sein gauche avec la saillie duquel elle se confond. Les téguments n'ont pas en ce point changé de coloration, mais le réseau veineux cutané y est assez développé et s'étend jusque dans le creux sous-claviculaire gauche. La voussure elle-même ne présente pas de battements visibles à la simple inspection, mais le choc du cœur contre la paroi thoracique est très fort.

La palpation est très douloureuse. La peau cependant prise entre les doigts n'est pas hyperesthesiée. C'est par pression, si légère qu'elle soit, que l'on réveille la douleur, dont le siège profond se trouve ainsi démontré et dont le caractère est comparé par la malade à une sensation de déchirure. Le point maximum se trouve situé juste en dedans du bord gauche du sternum. Avec cette douleur, on constate à la palpation que la voussure est animée de doubles battements isochrones à ceux du cœur. On ne sent ni frémissement cataire ni frottement. La consistance de la tumeur est demi-molle ; mais on ne peut déprimer assez fortement pour s'assurer de l'état des cartilages costaux et des portions sous-jacentes du sternum. La température locale semble légèrement augmentée. Cette sensation est confirmée par l'application simultanée, en deux points exactement symétriques de la poitrine, de deux thermomètres à maxima. Celui qui repose sur la tumeur est toujours de 2 à 3 dixièmes de degré plus élevé. Cette exploration est faite le matin dans des conditions où l'excès de chaleur locale ne peut être attribuée aux manœuvres de percussion ou d'auscultation exercées sur la tumeur.

La percussion permet de limiter une zone de matité concentrique à la voussure, présentant comme elle une forme oblongue à grand axe dirigé en bas et à gauche et se confondant de ce côté avec la matité précordiale.

Sur ce même point, on perçoit très nettement à l'auscultation les doubles battements dont le foyer maximum est le point le plus saillant de la tumeur.

Il n'est pas possible de distinguer les bruits normaux de l'orifice aortique. Au foyer d'auscultation de l'orifice mitral on entend un bruit de souffle doux systolique, qui se propage vers l'aisselle et s'atténue du côté de la base du cœur.

Dans le reste de la poitrine on ne trouve pas d'autres phénomènes stéthoscopiques anormaux, si ce n'est quelques râles sonores dans le poumon gauche, surtout à sa partie moyenne et supérieure. Notons aussi que les doubles battements sont très bien perçus à l'auscultation de la fosse sous-épineuse gauche et le long du rachis dans la partie correspondante.

La malade se plaint de douleurs paroxystiques au niveau de la tumeur. Elles débutent dans le creux sus-claviculaire gauche et irradient à la fois vers le membre supérieur qu'elles parcourent jusqu'à l'extrémité des doigts et vers la région présternale où elles acquièrent leur plus grande intensité. La respiration est gênée, anxieuse, courte, fréquente. Il n'y a pas de tendance à la syncope.

L'examen des diverses grandes artères, la recherche des phénomènes de compression sur les organes du médiastin ont donné les résultats suivants :

Le pouls radial gauche est petit et retarde manifestement sur le droit. Le membre supérieur gauche est tuméfié, œdémateux, la sensibilité y est bien conservée. L'artère sous-clavière gauche est soulevée à chaque pulsation, ainsi qu'on peut le constater en enfonçant les doigts derrière la clavicule. On n'entend nulle part de souffle vasculaire.

Il n'y a pas d'œdème de la face.

La voix présente par intervalles le caractère bitonal, c'est le seul accident noté du côté du larynx dont l'exploration au miroir n'a pas été faite.

Pas de dysphagie, pas de phénomènes oculo-pupillaires.

Cet examen a été complété par M. François Franck, qui a bien voulu appliquer à l'exploration du cœur et des artères les appareils enregistreurs de M. Marcy.

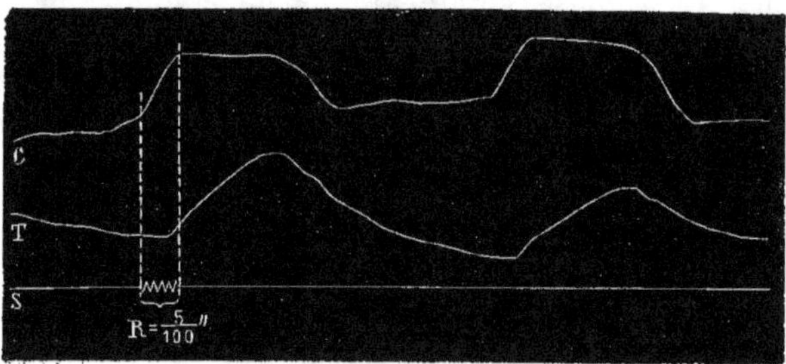

Retard de la tumeur sur la pulsation du cœur.

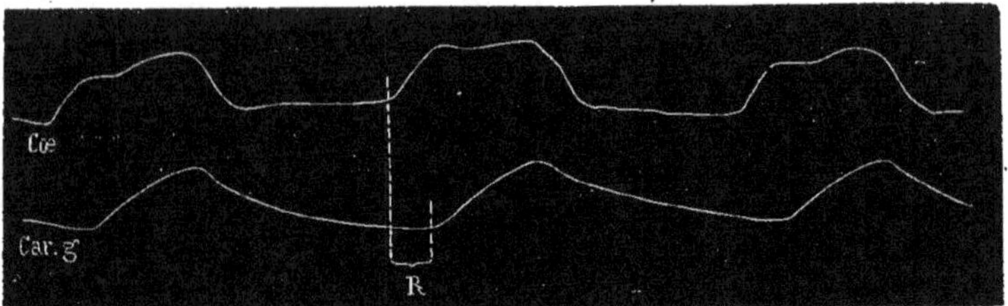

Retard de la carotide gauche sur le cœur.

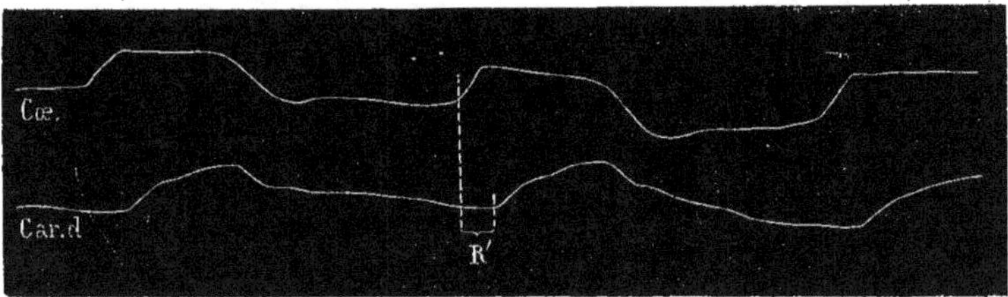

Retard de la carotide droite sur le cœur.

Voici les principaux résultats auxquels il est arrivé :

« Le retard du pouls de la tumeur explorée au point maximum des battements est égal au retard que présenterait le pouls de l'aorte au niveau de la sous-clavière. D'où, siège de l'anévrysme à ce niveau.

« Le pouls carotidien retarde plus à gauche qu'à droite. D'où on peut considérer l'anévrysme comme très voisin de la carotide gauche ou même comme empiétant sur elle. Retard normal du pouls carotidien droit. — Pas d'insuffisance aortique. »

L'état général de la malade est loin d'être satisfaisant. La dyspnée, les douleurs, la condamnent à l'insomnie. Elle est agitée, inquiète, s'affaiblit de jour en jour.

Telle a été la situation de la malade pendant la première semaine de son séjour à l'hôpital Saint-Louis. A partir de ce moment, le repos, l'administration de la digitaline (1, puis 2 milligrammes par jour) quelques applications topiques calmantes, ont amené une rémission notable dans les troubles fonctionnels et surtout dans la douleur. Puis cette amélioration ne s'est pas accentuée, et la malade a quitté l'hôpital dans les premiers jours du mois de décembre 1878, au moment où M. Besnier allait agiter la question d'une intervention thérapeutique plus active (applications des courants continus) (1).

(1) Communication de mon excellent collègue Dubar.

Voici les renseignements que nous donne la malade sur les phénomènes qu'elle a présentés depuis sa sortie de l'hôpital Saint-Louis. Pendant tout le mois de décembre et la première quinzaine de janvier 79, l'amélioration obtenue par le repos et le traitement s'est maintenue. Elle a pu reprendre ses occupations, vendre sur la voie publique et rester debout cinq à six heures par jour. Toutefois, chaque soir, la gêne permanente ressentie dans la poitrine, augmentait et parfois devenait une véritable douleur avec engourdissement et fourmillement dans le bras gauche. Néanmoins, les nuits étaient bonnes ; le sommeil était réparateur et les forces semblaient renaître. La seconde quinzaine de janvier est marquée par une aggravation notable dans les crises douloureuses. A trois reprises, séparées par quelques jours d'intervalle, de véritables accès d'angine de poitrine, avec sensation de mort imminente éclatent le soir et plongent la malade dans un grand effroi. Comme elle remarque que les accès ont surtout de la tendance à se produire quand elle se trouve dans le décubitus dorsal, elle passe ses nuits assise dans son lit. — Le sommeil est de courte durée, entrecoupé de soubresauts. L'appétit diminue. — Pendant les premiers jours de février, la dyspnée devient permanente, les forces décroissent rapidement. Elle se décide à entrer dans le service de M. Dujardin-Beaumetz.

Lorsque nous la voyons le 8 février dans son lit, son attitude nous frappe. Elle est assise, les genoux relevés, les bras croisés et appuyés sur les genoux, la tête inclinée en avant. Elle craint de faire le moindre mouvement et redoute toute espèce d'exploration. La face est pâle, anxieuse. La parole est faible, quoique bien timbrée. — Elle nous dit que la nuit précédente a été très mauvaise. Elle a eu deux accès de suffocation avec irradiations douloureuses jusque dans les doigts de la main gauche. Actuellement elle sent un poids énorme sur la poitrine.

On lui place des oreillers derrière le dos et on procède à l'exploration de la poitrine.

La moitié supérieure de la face antérieure du thorax est sillonnée par des veines sous-cutanées assez volumineuses, qui en certains points constituent de véritables réseaux. Une tumeur, de la grosseur d'un œuf de poule, part de la partie centrale du sternum et va se perdre sous le sein gauche dont elle soulève la demi-circonférence interne. Les doigts la circonscrivent difficilement. Toutefois il est possible de reconnaître au-dessus d'elle la face antérieure du sternum dans une étendue de deux à trois travers de doigt; au-dessous, le même os dans une étendue de quatre travers de doigt; à droite, toute la série des côtes et des cartilages costaux est partout accessible. A gauche, au contraire, nous ne pouvons distinguer que les 1re, 4e, 5e côtes. C'est au niveau du sternum que la tumeur présente sa partie la plus saillante. C'est là également que se rencontre une fluctation très nette. Deux doigts appliqués sur cette partie de la tumeur sont soulevés fortement à chaque systole cardiaque. Il est facile de reconnaître qu'il ne s'agit pas d'un phénomène de soulèvement en masse, mais bien de mouvements d'expansion.

La percussion est rendue impossible par les douleurs violentes qu'elle occasionne. Même l'application du stéthoscope est difficilement supportée. Néanmoins, nous constatons dans la poche, la propagation de deux bruits du cœur *sans le moindre bruit de souffle*. Ces deux bruits sont très nets, aussi bien à la pointe qu'à la base du cœur. Nous ne notons qu'un peu d'affaiblissement des bruits de la pointe.

L'auscultation de la poitrine nous donne partout le murmure respiratoire normal sans râles.

L'exploration des gros vaisseaux permet de reconnaître une différence considérable dans les deux pouls radiaux : le pouls radial gauche est presque insensible. Le bras gauche est un peu tuméfié, légèrement œdémateux et douloureux à la pression.

M. Dujardin-Beaumetz, après avoir pris connaissance des tracés sphygmographiques de M. Frank, et avoir constaté les différents symptômes que nous venons d'énumérer, porte le diagnostic suivant: Anévrysme de la crosse de l'aorte, situé au niveau du point d'émergence de la carotide et de la sous-clavière gauches, ayant amené une oblitération à peu près complète de cette dernière. Pour lui, cet anévrysme a détruit le sternum immédiatement au-dessous de la 1re pièce de cet os et vient faire saillie sous les muscles, les aponévroses et la peau de la région. Quelle conduite devra-t-on tenir vis-à-vis de cette affection? L'état général grave de la malade, les crises douloureuses excessives qui se produisent à chaque instant, la marche rapide de la tumeur vers la peau et, par conséquent, vers la rupture, l'engagent à proposer *l'électrolyse* comme moyen de traitement. Il résulte en effet de son expérience que l'électrolyse en amenant la formation de caillots dans la poche, peut arrêter la marche envahissante des anévrysmes, et que dans la plupart des cas, ce mode de traitement, sans qu'il en connaisse la raison, diminue ou fait disparaître les crises douloureuses qui, dans le cas particulier, constituent pour la malade un véritable supplice.

Le 9 et le 10 *Février*. — Les douleurs redoublent de violence. La malade réclame avec instance l'opération.

Le 11 matin. — 1re *séance d'électrolyse*. — Une batterie électrique de 24 couples (pile médicale de Gaiffe), munie de deux fils métalliques très fins, portant à leurs extrémités des serre-fines, est disposée près du lit. La batterie communique avec un voltamètre qui renseigne sur la régularité et l'intensité du courant. La batterie est ainsi faite qu'on peut utiliser deux, quatre, six, etc., couples successivement et obtenir ainsi un courant qui soit très bien supporté par le patient.

La malade est couchée le dos appuyé sur deux oreillers superposés. Deux aiguilles de fer doux sont enfoncées à 25 millimètres de profondeur dans la partie la plus saillante de la tumeur, c'est-à-dire celle qui correspond au sternum. Une distance d'un centimètre et demi les sépare transversalement en sorte que nous pouvons les distinguer en *aiguille droite et aiguille gauche*. — L'introduction des aiguilles, grâce à l'appareil spécial inventé par M. Beaumetz détermine peu de douleurs. Immédiatement les pulsations de la tumeur, se communiquent aux aiguilles, et celles-ci sont soulevées d'une manière rhythmique et isochrone aux systoles cardiaques.

Les choses étant ainsi disposées, M. Dujardin-Beaumetz, suivant la méthode qu'il a préconisée, place le pôle négatif de la batterie sur une plaque d'étain mouillée qui embrasse la cuisse de la malade ; il applique d'autre part le pôle positif sur l'aiguille gauche. Le courant étant ainsi formé doit partir du pôle positif, traverser la tumeur et une grande partie du corps de la malade. On emploie progressivement 2, 4, etc. jusqu'aux 24 couples auxquels on arrive au bout de 2 minutes. On laisse passer le courant pendant 10 minutes, on diminue alors progressivement son intensité jusqu'à interruption complète. Cette première partie de la séance se passe sans incident. Nous n'avons à signaler qu'une légère douleur au-dessous de la pointe du cœur. Le pôle positif de la pile est transporté sur l'aiguille droite et on procède exactement comme dans la première partie de la séance, c'est-à-dire qu'on fait passer le courant pendant 10 minutes. Pendant les 5 dernières minutes, la malade ressent des douleurs dans le dos et dans le bras gauche. L'extraction des deux aiguilles est assez douloureuse. Les piqûres ne donnent lieu à aucune issue de sang. On aperçoit autour d'elles, dans un rayon d'un centimètre, un peu de rougeur.

La malade est agitée pendant les deux premières heures qui suivent l'opération. Dans l'après-midi elle se calme et bientôt s'endort d'un sommeil profond. Nous la trouvons le soir reposée et contente.

Le 12. — L'amélioration est considérable. Les mouvements, impossibles les jours précédents, s'exécutent maintenant avec facilité. La malade s'étend dans le décubitus dorsal, se relève, s'assied, prend les objets qui sont autour d'elle avec la plus grande aisance. La douleur au niveau de la tumeur a beaucoup diminué. Il existe encore une douleur sourde et fixe dans le dos. Les battements sont très appréciables à la palpation, bien qu'ils aient notablement diminué. La mollesse et la fluctuation des points où les piqûres ont été faites ont disparu. Il existe à ce niveau une dureté, une résistance très appréciable. Nous ne constatons aucun phénomène d'inflammation.

Le 13. — Rien de particulier, si ce n'est une douleur au-dessous et en dehors du sein gauche. Nuit bonne.

Du 14 au 18. — La malade est très satisfaite et espère guérir. Elle est habituellement assise sur son lit et ne souffre pas. L'appétit est revenu.

Le 19. — Quelques douleurs au-dessous du sein gauche.

Le 20. — Un peu de toux sans signe stéthoscopique. On prescrit une pilule de cynoglosse.

Le 21 et le 22. — État très satisfaisant. Les nuits sont calmes. La malade mange deux portions.

Dans la nuit du 22 au 23 une douleur vive dans le côté gauche de la poitrine avec irradiations dans le bras gauche empêche la malade de dormir.

Le 23. — Nous constatons que les battements de la tumeur sont plus accusés que les jours précédents.

Le 24. — La malade souffre dans le dos et surtout au niveau du sein gauche. Elle réclame une 2ᵉ opération. La nuit du 24 au 25 est très bonne.

Le 25. — *2ᵉ séance d'électrolyse.*

Les aiguilles sont enfoncées de 35 millimètres et placées immédiatement au-dessous des piqûres précédentes. L'aiguille droite présente des battements très nets, tandis que l'aiguile gauche ne bat pas. On procède comme dans la première séance. Le courant passant par l'aiguille gauche pendant 10 minutes, n'amène aucune douleur. Au contraire, le courant passant par l'aiguille droite, d'abord un peu douloureux, devient intolérable à la 9° minute. On reprend le courant.

L'extraction des aiguilles se fait sans peine. Une goutte de sang s'échappe de la piqûre gauche. On remarque un peu de rougeur autour des piqûres. La patiente, assez agitée, se plaint de douleurs profondes derrière le sternum et dans le dos. Ces douleurs persistent quatre heures, puis se calment.

La nuit du 25 au 26 est excellente. Dès le matin du 26, la malade ne souffre plus. Les battements sont assez obscurs au niveau de la tumeur. Celle-ci a une grande dureté. On dirait qu'elle a une paroi cartilagineuse. L'auscultation fait entendre les bruits du cœur très éloignés sans aucun souffle.

Du 27 *Février* au 5 *Mars*. — La malade qui a recouvré le sommeil et l'appétit, se lève et se promène dans la salle. Les douleurs ont complètement disparu.

Du 5 au 10 *Mars*. — Nouvelles douleurs qui vont en augmentant d'intensité. La tumeur a un peu augmenté de volume tout en gardant sa dureté.

Le 11 *Mars* 3° *séance d'électrolyse.*

Les deux aiguilles sont introduites dans le voisinage des piqûres précédentes à 4 centimètres de profondeur. On procède tout d'abord suivant la même méthode que précédemment, c'est-à-dire, le pôle négatif appliqué sur la cuisse de la malade. Après 10 minutes (5 minutes sur chaque aiguille), M. Beaumetz fait placer le pôle négatif sur l'aiguille droite, le pôle positif sur la gauche, suivant la méthode de Ciniselli. Pendant trois minutes, un courant de trois couples d'éléments traverse ainsi la tumeur. Cette méthode est en général beaucoup plus douloureuse que celle d'Anderson. Aussi ne se sert-on que de courants faibles. A la fin de la 3° minute, des douleurs très violentes dans la poitrine et l'épaule gauche éclatent. On se hâte de supprimer le courant et d'enlever les aiguilles. On constate qu'il existe une tuméfaction pointue, comme tubériforme, au niveau de l'aiguille sur laquelle a été placé le pôle négatif.

Les douleurs dans le bras gauche persistent pendant toute la journée de l'opération.

La nuit du 11 au 12 est tranquille. Les douleurs ont cessé. Le 12, la malade est gaie et a de l'appétit.

La dureté de la tumeur est considérable. Il n'existe autour des piqûres qu'un peu de rougeur.

Le 13, état excellent.

Le 14. — Beaucoup de douleurs dans la poitrine et dans le bras gauche. La nuit a été mauvaise. La tumeur a un peu augmenté de volume. A son centre on trouve une saillie pointue molle, pulsatile qui n'existait pas la veille.

Du 14 au 18 *Mars*. — Période de calme complet. La tumeur est dure, les battements ont diminué. La partie molle fluctuante que l'on trouvait au centre a disparu.

Le 19. — Une crise douloureuse violente se déclare. La malade souffre dans la poitrine, le dos, l'épaule gauche. On fait des injections sous-cutanées de morphine qui apaisent momentanément les douleurs.

Du 19 au 26. — La tumeur s'accroît et amène une saillie de plus en plus accusée du sein gauche. Dure dans son ensemble, elle présente en différents points un peu de mollesse. Les battements dont elle est le siège augmentent d'intensité.

Du 26 *Mars* au 4 *Avril*. — Les accès ont disparu. Il n'existe plus qu'un peu d'endolorissement, d'engourdissement. La malade repose assez bien la nuit.

Du 14 au 15. — La malade a chaque jour un violent accès d'angine de poitrine. Elle reste habituellement assise dans son lit, la tête inclinée en avant. L'anxiété est très vive. La tumeur augmente considérablement de volume. Elle est très dure à la phériphérie, molle, au contraire, au centre. De la glace en permanence sur le thorax est prescrite. Cette application diminue les phénomènes douloureux. En même temps on pratique matin et soir une injection sous-cutanée de morphine.

Du 15 au 20. — Une amélioration notable est obtenue. Les accès violents ont cessé. L'appétit et le sommeil sont recouvrés.

Mais ce temps d'arrêt n'est que momentané. Le 21, des douleurs d'angine de poitrine extrêmement intenses se reproduisent. La poche anévrysmale fait des progrès incessants. Elle a le volume d'une grosse orange. Le sein gauche est soulevé en masse et présente des battements très prononcés. Les jours suivants, la tumeur gagne du côté de la clavicule gauche. Le 1er mai, une petite eschare de la peau, de couleur bleuâtre, apparaît dans le point de la tumeur qui correspond au sternum, là où les battements sont le plus intenses. Du 2 au 6 mai, cette eschare s'agrandit et arrive à avoir les dimensions d'une pièce de 2 francs. Une rupture est imminente. Depuis le 1er mai, la malade n'a avalé qu'un peu de liquide. Pour modérer les douleurs horribles qu'elle ressent, elle réclame des injections de

morphine répétées. On lui en fait trois ou quatre par jour de
1 centigramme.

Le 7, la malade a un peu de délire. Dans l'après-midi, sans
hémorrhagie par. aucune voie, sans rupture de la poche, elle
s'éteint subitement.

Autopsie. — La pièce est enlevéc dans son ensemble. Après
dissection, nous constatons que la tumeur se compose de deux
parties. 1° Une vaste *poche antérieure,* située *en avant du sternum*
et de quelques côtes; 2° une poche postérieure formée par la
dilatation anévrysmatique de toute la portion horizontale de la
crosse de l'aorte. Un orifice au niveau du sternum fait communiquer les deux poches et présente des particularités très
intéressantes à étudier.

1° *Poche antérieure.* — Cette poche mesure 15 centimètres de
largeur sur 20 de hauteur dans ses plus grands diamètres. Elle
a une forme grossièrement ovoïde à grosse extrémité tournée
à gauche. Deux tiers de la tumeur s'étendent depuis le bord
gauche du sternum jusqu'au-delà de la mamelle gauche, qui se
trouve portée en avant. Le dernier tiers répond au sternum et
empiète de quelques centimètres sur la région costale droite.
C'est sur cette dernière portion que se trouve l'eschare. Au niveau du sternum la tumeur commence à 2 centimètres au-dessous de la fourchette sternale et s'étend jusqu'à 5 centimètres
au-dessus de la pointe de l'appendice xyphoïde.

La tumeur est fendue verticalement au niveau de la ligne
sternale. Il s'écoule un liquide couleur chocolat formé par du
sang demi liquide. Mais bientôt l'écoulement s'arrête, et l'on se
trouve en face d'un énorme caillot rouge brun, pesant près de
300 grammes.

Le caillot enlevé et la poche lavée avec soin, on peut en étudier les parois. Celles-ci sont formées :

A. En avant. — A gauche par les muscles grand et petit pectoraux très animés et infiltrés de sang, à droite par les inser-
tions détruites sur certains points. du grand pectoral et par la
peau.

B. En arrière. — A droite du sternum par le 2° espace intercostal dans une étendue de 2 centimètres. Le muscle et
l'aponévrose sont intacts. Le 2° et le 3° cartilages costaux
sont dépourvus par place de leur périchondre. A gauche du
sternum les lésions sont beaucoup plus étendues et plus complexes. La poche remonte jusqu'à la clavicule, qui est cependant
dant recouverte par une mince couche de parties molles. En

7

bas, elle s'étend jusqu'au 5° espace intercostal. Transversalement et à partir du bord gauche du sternum, la surface costale, qui prend part à la constitution de la poche, est de 4 centimètres au niveau de la 1re côte, augmente progressivement pour atteindre 8 à 9 centimètres au niveau de la 4° côté. Le périchondre et le périoste manquent par îlots. Les muscles intercostaux ne présentent pas d'altération, excepté dans une étendue de 4 centimètres au-dessus et au-dessous de la 2° côte, tout à fait au voisinage du sternum. Là, la 2° côte est complètement dénudée, rugueuse et pointue. La destruction des muscles intercostaux a créé une sorte de diverticulum saillant du côté interne du thorax, et limité par la plèvre épaissie. Le sternum est dénudé dans toute l'étendue qui correspond à la poche. A l'union de la première avec la seconde pièce de cet os, se trouve un orifice circulaire de 4 centimètres de diamètre, dont la circonférence est rugueuse. Cet orifice n'occupe pas exactement la partie centrale de l'os. Il est plus rapproché du bord gauche. La 2° articulation chondro-sternale gauche et le cartilage de la 2° côte ont disparu, en sorte que l'orifice sternal présente à ce niveau une échancrure dans laquelle vient se placer l'extrémité pointue et rugueuse de la 2° côte libre et très mobile.

L'orifice sternal est oblitéré par un bouchon fibrineux très doux, présentant une épaisseur de 1 centimètre, adhérent à tout le pourtour de l'orifice, sauf dans un point très circonscrit, qui répond à l'échancrure et à la 2° côte gauche. Là, existe un petit caillot noirâtre que nous détachons. Nous pouvons alors faire passer un stylet de la poche antérieure dans la crosse de l'aorte. Or, nous y insistons, parce que nous aurons à revenir sur cette disposition, ce caillot noirâtre était en rapport direct avec l'extrémité pointue de la 2° côte.

2° *Poche postérieure.* — La crosse de l'aorte disséquée présente depuis l'union de sa partie ascendante et de sa partie transversale, jusqu'au point où elle se met en rapport avec la colonne vertébrale, une dilatation de la grosseur d'une orange. Nous ouvrons la crosse suivant sa grande courbure. L'orifice aortique du cœur est sain. Dans la portion ascendante nous rencontrons quelques plaques athéromateuses jaunâtres. La première partie de la portion transversale est en rapport avec le sternum. Elle présente un orifice circulaire qui adhère solidement à toute la circonférence de l'orifice sternal. Au-delà jusqu'à l'aorte thoracique, la crosse est dilatée régulièrement. Les parois sont épaisses. Un gros caillot fibrineux à couches stratifiées de couleur blanc jaunâtre occupe toute la demi-circonférence postéro-supérieure de l'artère et y adhère fortement, en sorte que la face antéro-inférieure lisse de ce caillot forme avec la petite courbure de l'aorte un nouveau canal, qui a à peu près les dimensions normales de l'aorte. Le sang parti du cœur et lancé dans l'aorte venait directement battre l'orifice sternal, puis la colonne sanguine cheminait entre le caillot et la petite courbure aortique pour pénétrer dans l'aorte thoracique. La disposition du caillot dans la crosse nous rend compte de deux symptômes observés pendant la vie, savoir : l'imperceptibilité du pouls radial gauche et le retard du pouls carotidien gauche. En effet, si l'orifice du tronc brachio-céphalique a son calibre normal et parfaitement perméable, il n'en est pas de même pour les artères carotide et sous-clavière gauches. L'orifice de la sous-clavière gauche est complètement recouvert par plusieurs feuillets du caillot. Depuis longtemps le sang ne devait plus y pénétrer. Pour l'orifice de la carotide gauche, il n'y a qu'une légère diminution de calibre, les feuillets du caillot empiètent un peu sur la circonférence de l'orifice. Mais il n'est pas douteux qu'il eût pu, si la malade avait vécu quelque temps, disparaître comme celui de la sous-clavière.

Le cœur est hypertrophié. Cette hypertrophie est considérable pour le ventricule gauche dont la paroi mesure 1 centimètre et demi.

Les poumons sont intacts.

La plupart des nerfs qui avoisinent l'anévrysme, ne présentent aucune altération importante ; le pneumogastrique gauche seul fait exception ; le nerf est étalé à la surface de la poche anévrysmale ; ses faisceaux sont épaissis, notablement augmentés de volume. Les filets qu'il fournit au plexus pulmonaire sont trois fois aussi gros que ceux du pneumogastrique droit. Nous cherchons le récurrent gauche et le plexus cardiaque. Nous trouvons ces différents nerfs dans la concavité de la crosse, enserrés dans un tissu fibreux assez dense, qui rattache la crosse de l'aorte à la bifurcation de la trachée. Rien à signaler du côté de la trachée et de l'œsophage. Les autres viscères, cerveau, reins, foie, sont un peu congestionnés.

Si nous rapprochons les faits constatés à l'autopsie des phénomènes cliniques observés chez notre malade, nous pouvons nous faire une idée assez nette de ce qui se passe dans une tumeur anévrysmale lorsqu'on y applique l'électrolyse. Nous avons noté en effet avant toute opération, la mollesse, la fluctuation de la tumeur qui avait déjà franchi les limites du sternum et formait une petite voussure sous la peau. Après les séances d'électrolyse, le durcissement de la tumeur, l'absence de fluctuation, indiquaient qu'il s'était formé des caillots dans son intérieur. Il n'est pas douteux pour nous que ces caillots étaient constitués par le bouchon fibrineux que nous avons décrit obturant l'orifice sternal. Ce caillot, en effet, est complètement distinct du gros caillot feuilleté qui occupe la crosse de l'aorte. Il n'avait pas pour se former les mêmes raisons que ce dernier, c'est-à-dire le ralentissement du cours du sang. Bien au contraire, l'orifice sternal situé jusqu'en face de l'orifice aortique du cœur droit devait être battu avec une grande énergie par l'ondée sanguine. La coagulation du sang devait donc y être très difficile. En tenant compte des dimensions antéropostérieures de la poche, les pointes des aiguilles devaient venir se placer exactement dans le champ de l'orifice sternal. Nous croyons donc pouvoir *conclure que le bouchon fibrineux* est le *fait du passage da courant.*

Ce bouchon une fois produit, la marche envahissante de la tumeur a été pour quelque temps entravée. Mais deux circonstances défavorables n'ont pas permis un arrêt définitif. Le travail ulcératif s'est étendu du sternum à l'articulation chondrosternale gauche, la 2° côte dénudée, mobile, suivant les mouvements de l'inspiration et de l'expiration, est venue frotter continuellement sur la partie voisine du bouchon fibrineux, y a déterminé une fissure que nous avons signalée plus haut, et à partir de ce moment, le sang a été peu à peu versé au dehors jusqu'à produire l'énorme poche antérieure au thorax. Comme le rapide accroissement de la tumeur s'était produit principalement quelques jours après la dernière séance d'électrolyse, M. Beaumetz *s'était demandé si l'application du pôle négatif de la pile dans la tumeur elle-même* n'avait pas contribué à ce développement.

OBSERVATION IV.

Hôpital de Lariboisière. — Service du docteur Proust. — Charles-Auguste, 63 ans, anévrysme de l'aorte traité par la galvano-puncture. — Observation recueillie par M. Berdinel, interne des hôpitaux de Paris.

Cet homme, âgé de soixante-trois-ans, est entré dans notre service le 27 octobre; il a éprouvé des accidents dont le début remonte déjà à sept ans.

C'est pendant l'hiver de 1869 à 1870 qu'il a commencé à ressentir une douleur fixe au niveau de la région précordiale en même temps qu'une dyspnée assez intense qui s'exagérait par les mouvements un peu violents.

Pendant les deux ou trois années qui suivirent, ces phénomènes persistèrent seuls et sans grande modification. Au bout de ce temps, cet homme s'aperçut, par hasard, de l'existence d'une tumeur pulsatile dans la région du dos; mais il n'y attacha pas d'importance. Aucune amélioration ne paraît avoir suivi l'apparition de cette tumeur à l'extérieur. En effet, l'oppression et la sensation de barre, qu'il éprouvait à la base de la poitrine, étaient aussi violentes. La douleur précordiale persistait: elle s'irradiait dans le dos et le bras gauche et présentait fréquemment des exacerbations, qui étaient prises par son médecin pour des accès d'angine de poitrine. Une vie très calme et un régime sévère étaient imposés à ce malade par la dyspnée qu'il éprouvait au moindre effort.

Il y a six mois, de nouveaux phénomènes sont venus s'ajouter aux précédents. Ce malade a été pris d'une faiblesse des membres inférieurs, en même temps que de douleurs dans les jambes. La marche est devenue presque impossible, et c'est ce qui a surtout décidé ce malade à venir réclamer nos soins.

État actuel. — Cet homme accuse au niveau du mamelon gauche une douleur sourde, qui s'irradie vers l'épaule gauche et la partie postérieure du bras correspondant. Celui-ci est en outre le siège d'une sensation de froid fort désagréable. Aussi les mouvements en sont-ils douloureux et très limités.

La dyspnée est peu accusée, lorsque ce malade reste tranquillement couché; mais elle s'exagère au moindre mouvement qu'il fait dans son lit. Elle ne s'accompagne pas d'accès de suffocation véritable.

La toux est rare et se juge par une expectoration mousseuse et sans caractère.

La voix est bitonale, et cette altération remonte déjà à quatre mois. L'examen laryngoscopique a montré qu'elle était due à une paresse de la corde vocale gauche.

Ces divers troubles fonctionnels n'inquiètent, du reste, que fort peu ce malade; et il appelle surtout l'attention sur ses membres inférieurs, qui sont, dit-il, paralysés et le font horriblement souffrir. On constate, en effet, chez lui une paraplégie presque complète, avec impossibilité absolue de la marche, et anesthésie cutanée incomplète étendue aux deux membres; mais ce que l'on remarque surtout, ce sont des crampes fort douloureuses, qui se produisent au moindre mouvement et principalement pendant l'extension des jambes.

Lorsqu'on recherche la cause de ces phénomènes disparates en apparence, on la trouve assez facilement par l'examen de la poitrine.

On constate, en effet, qu'il existe dans la région scapulovertébrale gauche, une tumeur pulsatile qui explique tous les troubles observés.

Cette tumeur, qui soulève la peau et fait une saillie assez accusée, est animée de battements visibles à l'œil et facilement appréciables au toucher. Elle est, en outre, le siège d'un mouvement d'expansion très manifeste. Son étendue est considérable : elle s'étend, en effet, de la première à la sixième vertèbre dorsale, et répond, en dehors, à la fosse sus-épineuse et à la moitié supérieure de la fosse sous-épineuse; en dedans aux apophyses épineuses contre lesquelles elle est absolument accolée. Sa longueur est de $0^m,10$, sa largueur de $0^m,8$, son diamètre diagonal de $0^m,12$. C'est donc sur un espace de $0^m,80$ carrés que ces battements sont perçus. La tumeur est absolument mate à la percussion. La peau est saine à ce niveau; mais elle paraît séparer seule la tumeur de l'extérieur; ainsi que l'on peut s'en assurer en la soulevant avec les doigts.

Lorsqu'on vient à ausculter cette tumeur, on entend un double bruit de battement : le premier éclatant et sonore, le second beaucoup plus sourd. Aucun bruit de souffle n'est perçu à ce niveau. Mais ce n'est pas seulement dans la région du dos que ces divers phénomènes sont appréciables. En explorant la cavité de l'aisselle gauche, on constate en un point très limité, au niveau du deuxième espace intercostal, près du bord inférieur du grand pectoral, un battement analogue au précédent et que l'on perçoit aussi bien par le toucher que par l'auscultation. De plus, à la partie antérieure de la poitrine, vers la partie moyenne du premier espace intercostal, immédiatement sous la clavicule gauche, on trouve un autre centre de battement, facilement perceptible au toucher : ces battements se prolongent vers l'aisselle correspondante. Mais on ne peut les suivre jusque-là à cause de la masse musculaire des pectoraux. Ce centre de battements est distinct de celui du cœur dont la pointe bat derrière les sixième et septième côtes. La percussion pratiquée dans la région précordiale permet de constater une légère augmentation de la matité du cœur en même temps que de la matité au niveau du premier espace intercostal au point précédemment indiqué. Quant à l'auscultation, elle nous révèle les particularités suivantes : les deux bruits du cœur sont forts et éclatants. On les distingue très bien, et ils ne sont point remplacés par des bruits de souffle. De plus, dans le premier espace intercostal, au niveau du centre de battements, on entend un bruit de battement qui est distinct de celui du cœur et qui se produit dans la tumeur pulsatile.

L'examen des poumons montre que la respiration est très diminuée à gauche, tandis qu'à droite elle conserve son amplitude normale. La sonorité est complète dans toute leur étendue.

L'exploration des artères périphériques est peu instructive.

Au niveau du creux sous-sternal, le doigt, recourbé en crochet sent une pulsation très superficielle. Le pouls des carotides et des fémorales ne présente aucune différence à gauche et à droite. Il en est de même des deux sous-clavières. Cependant le pouls radial gauche est un peu plus faible que celui de droite, et ce fait est surtout appréciable au sphygmographe.

Le système nerveux ne présente aucune altération. Il n'existe d'œdème en aucun point du corps. Cependant, à la partie antérieure gauche du thorax, on observe le développement d'une circulation veineuse collatérale.

En dehors des troubles que nous venons d'indiquer, on ne constate rien de particulier du côté des autres appareils.

Le malade a encore un certain embonpoint et n'a pas du tout maigri. Cependant son facies est pâle, décoloré et reflète assez bien celui qu'on observe dans les affections aortiques.

Les signes que nous venons d'indiquer prouvent surabondamment qu'il s'agit ici d'une tumeur anévrysmale de l'aorte ; cette tumeur est considérable ; car elle fait sentir ses battements dans l'aisselle, sous la clavicule. Elle occupe donc toute la partie supérieure gauche de la cage thoracique, refoulant le poumon gauche dont elle gêne l'expansion, et comprimant d'autre part la moelle, après avoir usé les corps vertébraux. Cette tumeur siège, selon toute vraisemblance, à l'union de la crosse et de la portion thoracique de l'aorte, au delà de la naissance de la sous-clavière gauche. Si, en effet, elle siégeait en deçà, il est vraisemblable qu'on eût observé une compresion de la carotide gauche et une différence dans les pouls carotidiens ; ce qui n'existe pas. D'autre part, on n'observe aucun bruit de souffle au cœur ; il n'y a donc point d'insuffisance aortique, ce qui permet d'exclure l'idée d'un anévrysme de la crosse aortique elle-même.

Cette dernière considération rend le pronostic un peu moins sévère, et elle justifie l'intervention thérapeutique active qui a été mise en usage, c'est-à-dire l'électro-puncture. Cette intervention est indiquée dans le cas actuel, par l'envahissement progressif du canal vertébral et par les douleurs vives qui résultent de la méningite spinale concomitante. Aussi est-ce cette dernière considération qui a surtout guidé M. Proust dans le manuel opératoire : il a cherché, en rapprochant ses aiguilles le plus près possible de la colonne vertébrale à déterminer la formation d'un caillot protecteur du côté de la moelle.

Deux aiguilles capillaires enfoncées dans la tumeur ont été placées à 1 centimètre et demi de la ligne des apophyses épineuses, puis placées en relation avec le pôle positif de la pile de Gaiffe. Le pôle négatif était en contact avec la cuisse.

12 *Octobre*. — Le soir de l'opération, on constatait une sorte d'éréthisme de la tumeur ; celle-ci était plus saillante ; les battements plus forts ; cependant les symptômes inflammatoires furent peu intenses et ne tardèrent pas à s'apaiser, pour faire place à une diminution des battements.

En effet, trois jours après, on pouvait constater avec le cardiographe que l'amplitude des battements était moins considérable et les battements eux-mêmes un peu moins forts quand on les recherchait avec la main.

Huit jours après, la paroi interne du sac paraît épaissie, et le choc de l'anévrysme de moins en moins fort.

30 *Octobre*. — Persistance de l'amélioration obtenue ; de plus,

le malade qui ne pouvait marcher et était entièrement paraplé-
gique, a pu se lever et faire le tour de son lit. Les crampes douloureuses ont beaucoup diminué dans les jambes..

13 *Novembre.* — Un mois après la précédente, deuxième électro-puncture : quatre aiguilles sont enfoncées au centre même
de la tumeur et mises en contact avec la pile, pendant dix minutes chacune.

Pendant les premiers jours qui suivent cette opération, on
constate les mêmes phénomènes d'éréthisme que la première
fois ; puis tout se calme et une amélioration assez sensible devient perceptible du dixième au quinzième jour après l'électro-
puncture. La poche bat encore moins fort et le cardiographe
révèle cette nouvelle amélioration.

Mais l'état des jambes ne s'est pas modifié ; quoique le malade puisse faire quelques pas, sa paraplégie persiste encore.

L'auscultation ne révèle que des modifications insignifiantes
dans la tumeur anévrysmale ; par instant on croit entendre un
léger bruit de souffle au premier temps, vers la partie supérieure de la tumeur dorsale. En ce point, les battements ont un
timbre métallique assez éclatant. En avant, sous la clavicule,
on entend un souffle léger au premier temps.

La température prise au niveau de la tumeur et en un point
correspondant du côté opposé, donne une différence de 6 dixièmes de degré en faveur du côté malade qui marque 34.4 ;
(l'autre marque 38.8). Cette température a été prise à plusieurs
fois, mais non pas dans les premiers jours qui ont suivi l'opération ; toujours la même différence a été retrouvée.

12 *Décembre.* — Troisième séance d'électro-puncture. Les
mêmes phénomènes d'éréthisme se sont reproduits, mais avec
une telle intensité, qu'à un moment donné, on a pu croire soit
à une inflammation véritable, soit à une rupture ou à un épanchement sanguin sous la peau. La poche anévrysmale était extrêmement saillante, les battements se faisaient sentir avec
énergie. Une sorte d'empâtement diffus simulait à s'y méprendre
une exhalation sanguine.

Dès le lendemain, ces phénomènes étaient déjà moins accusés, et ils s'atténuaient de plus en plus, au point que, quinze
jours après l'opération, une nouvelle amélioration était devenue
très sensible.

31 *Décembre.* —Actuellement, la poche anévrysmale est plate.
Le mouvement d'expansion y est beaucoup moins accusé, les
battements moins forts. Le doigt donne la sensation d'un épais-

sissement de la coque anévrysmale, et, de plus, il permet de constater l'existence de petites nodosités sur le trajet des aiguilles. Les phénomènes stéthoscopiques restent les mêmes.

5 *Février* 1878.— Une quatrième séance a eu lieu le 5 février : les aiguilles ont été appliquées, et le courant a été mis 15 minutes sur chacune (en trois reprises). Les phénomènes signalés dans les autres séances se sont encore montrés. Eréthisme, chaleur, pendant deux jours.

Les crampes des cuisses sont revenues très vives, surtout dans la cuisse droite. Le malade ne peut plus quitter son lit.

7 *Mars*. — Cinquième séance d'électrolyse.

Les mêmes phénomènes se reproduisent.

Les crampes persistent et s'accompagnent de douleurs très vives sur le trajet du sixième nerf intercostal gauche.

Depuis quelques jours, toux persistante, avec expectoration aqueuse abondante.

25 *Mars*. — L'état général est devenu très mauvais ; le malade se plaint de douleurs intolérables ; il est abattu, anxieux ; pas de fièvre cependant, ni nouveau phénomène appréciable.

1ᵉʳ *Avril*. — L'état général est toujours mauvais, mais sans fièvre. Le malade se plaint d'étouffements ; il est tourmenté par une toux pénible, presque continue ; il est très abattu.

Un nouveau centre de battements a fait depuis peu son apparition immédiatement au-dessous de la pointe de l'omoplate. L'ancienne tumeur est un peu augmentée de volume ; les battements y sont plus énergiques, et la peau un peu plus chaude.

Le malade est mort depuis. Le diagnostic porté pendant la vie s'est trouvé complètement vérifié. De plus, au niveau des points d'application des électrodes on a trouvé des caillots fibrineux lamellaires absolument durs.

OBSERVATION V.

Hôpital de Lariboisière. — Service du docteur Proust. — Anévrysme de la crosse de l'aorte. — Galvano-puncture. — Observation due à l'obligeance de M. Berdinel, interne des hôpitaux.

Ce malade, qui est pâle et amaigri, se plaint depuis quelque temps de douleurs lancinantes dans le côté droit de la poitrine et dans la partie postérieure de l'épaule droite, douleurs qui vont s'irradiant dans le bras droit, et qui s'accompagnent de fourmillements dans la main. Il se présente à nous comme atteint de palpitations et de déplacement du cœur.

Il a une petite toux sèche, continue, ne présentant point le caractère laryngien, et qu'il dit déterminée par une sorte de gêne, comme par un obstacle à la partie inférieure de la trachée. L'expectoration est formée de sang presque pur, à moitié caillé, présentant l'aspect de petites masses de viande crue, très récemment hachée: en vingt-quatre heures, il remplit à peine le fond de son crachoir.

Il n'y a pas de dyspnée, la voix est nette, bien timbrée l'apyrexie est complète.

Voici les résultats que donne l'examen de la poitrine.

En avant, du côté droit, il existe une légère voussure, formée surtout par la quatrième côte, vers son articulation chondrale.

La main, appliquée à plat, perçoit dans toute cette région un double battement rhythmique, rappelant absolument le battement précordial, mais un peu plus intense ; on sent un léger mouvement expansif, mais pas de frémissement. En examinant le thorax à jour frisant, on voit toute cette zone soulevée en masse par des pulsations isochrones à la systole cardiaque.

La percussion donne sous la clavicule un son plus mat qu'à l'état normal ; à deux travers de doigt au dessous commence une zone de matité absolue s'étendant jusqu'au niveau du mamelon ; au-dessous une zone un peu plus sonore, de deux travers de doigt, la sépare de la matité hépatique. — En travers, la matité s'étend depuis la ligne mamelonnaire jusqu'au bord droit du sternum. — Du côté gauche, le son de percussion est partout normal, peut-être exagéré. La région précordiale est elle-même à peine sonore. Les battements du cœur sont faiblement sentis à la palpation ; la pointe bat au-dessous du mamelon. — La percussion des gros vaisseaux au niveau du sternum ne donne qu'une submatité à peine appréciable.

L'auscultation, au côté droit du thorax fait entendre un double bruit, rappelant à s'y méprendre les bruits du cœur: on dirait réellement un second cœur placé à droite. Le premier bruit est un peu enroué et s'accompagne d'un souffle léger dont le maximum est à la partie inférieure et externe de la zone de matité, au niveau du mamelon droit (1) ; dans les autres points, il n'est ni facilement ni constamment perçu. — A gauche, la respiration est puérile sous la clavicule. — Les bruits du cœur sont faibles, ne présentant aucune modification de rhythme ou de timbre ; l'orifice aortique, particulièrement, ne paraît pas altéré. Vers la pointe du cœur, on entend un frottement léger, rappelant le froissement de la neige,

En arrière, le thorax ne présente aucune déformation ; la palpation n'y révèle rien d'anormal, et les vibrations de la voix ne sont ni augmentées ni diminuées. — Du côté droit, on trouve à la percussion une petite zone de matité, de la grandeur d'une pièce de 5 francs, un peu en dedans du bord spinal de l'omoplate, à l'union du tiers supérieur avec les deux tiers inférieurs. En ce point, on entend à l'auscultation un souffle lointain, de timbre un peu aigre, nettement respiratoire et coïncidant avec l'expiration. En suspendant la respiration, ce souffle disparaît et on n'entend plus que l'écho des battements de la partie antérieure. — Dans le reste du poumon droit, aucun bruit anormal.

A gauche, la percussion ni la palpation ne font constater rien d'anormal ; la respiration est rude dans les deux tiers inférieurs : et au niveau de la bifurcation des bronches, on entend une sorte de souffle, accompagné d'un petit sifflement lointain, comme dans les cas de compression au niveau du hile.

Il n'y a pas de souffle dans le trajet de l'aorte, ni dans les vaisseaux du cou ; les bruits du cœur (ou du centre droit de battements) retentissent très fort dans la carotide droite.

Le pouls est faible dans les radiales, mais ne présente pas de différence d'un côté à l'autre.

Du côté de l'appareil digestif, il n'y a à noter que la perte de l'appétit, ayant coïncidé avec le début des accidents.

Aucun symptôme céphalique, pas de troubles oculo-pupillaires.

Dans aucun point on ne trouve de ganglions hypertrophiés.

Il n'y a d'œdème nulle part ; l'urination est normale.

Le malade n'accuse d'autre douleur que des élancements dans le côté droit du thorax, et vers le bord spinal de l'omoplate droite ; ces douleurs sont exaspérées par la toux. Dans l'avant-bras droit et surtout dans la main, il y a des fourmillements douloureux, « des impatiences »

(1) On l'entend aussi très nettement au troisième espace intercostal sur le bord droit du sternum.

Nous devons noter en outre que, depuis un an, une froideur génitale absolue a remplacé une certaine ardeur ; deux ou trois fois seulement des rêves sont accompagnés de polutions nocturnes suivies de grande faiblesse.

Voici maintenant pour éclairer nos diagnostics ce que nous relevons dans les antécédents du malade :

On ne trouve chez lui aucune diathèse héréditaire ou acquise. Il a toujours joui d'une bonne santé et a deux enfants très bien portants ; il en a perdu un à l'âge de trois mois.

La profession d'interprète ne lui cause pas beaucoup de fatigue, mais l'oblige quelquefois à prendre des liqueurs alcooliques sans beaucoup de mesure. C'est surtout pendant un séjour de quinze mois qu'il a fait à New-York que le cas s'est présenté : du reste ses artères sont un peu athéromateuses.

Comme hygiène, il n'y a pas eu de privations ni d'excès, mais il a peut-être abusé du café comme boisson.

Il y a deux ans, il fut pendant six mois en proie à un très violent chagrin.

Il y a dix-huit mois, il reçut un coup de timon de voiture dans la région précordiale ; cet accident léger fut suivi de douleurs dans cette région, douleurs qui cédèrent facilement à des révulsifs. Mais à partir de ce moment, il commença à maigrir, il perdit l'appétit, ses forces diminuèrent. En même temps, se montrèrent quelques douleurs lancinantes dans le thorax et dans l'épaule du côté droit, sans qu'aucune modification de ces régions ait frappé son attention.

Il y a trois mois, il éprouva dans le bras droit, à deux ou trois reprises, une douleur vive, subite, survenant sans cause appréciable et disparaissant de même au bout de quelques minutes.

Vers la même époque, à la suite d'une journée très fatigante (il avait beaucoup de palpitations, et il venait de monter aux tours de Notre-Dame), il est pris tout d'un coup dans la rue d'un malaise indéfinissable. Il a une sorte de barre qui l'écrase vers le haut de la poitrine ; il est anxieux, et il a grand peine à faire un très court trajet pour rentrer chez lui. Il n'a pas cependant d'étouffement, il peut parler et respirer à l'aise, et la crise s'apaise au bout de quelques heures.

Cependant son état général allait toujours empirant, l'appétit ne revenait pas, il se sentait fatigué. Le jour de Noël, il expectore un gros caillot sanguin, et c'est là le commencement de cette sorte d'hémoptysie qui dure encore au moment de son entrée.

Depuis son entrée dans les salles, les crachements de sang se sont supprimés ; mais la cachexie a fait des progrès. Le malade est très-faible, et aujourd'hui (20 janvier), la respiration est courte et la parole entrecoupée. Il n'y a pas d'autre modification dans son état.

15 Février. — Depuis une huitaine de jours, des douleurs lancinantes se sont montrées dans la région précordiale et dans le bras gauche, absolument semblables à celles que le malade éprouvait déjà du côté droit, lesquelles persistent toujours. La dyspnée habituelle continue avec des alternatives très irrégulières de plus et de moins. L'état général est toujours précaire.

1er Mars. — L'état général s'est considérablement amélioré dans ces derniers temps ; le malade peut se lever un peu. Pas de changement dans l'état local.

7 Mars. — On a fait une séance d'électrolyse avec l'appareil de M. Gaiffe. Deux aiguilles sont enfoncées dans le point le plus pulsatile, l'une au-dessus, l'autre au-dessous de la troisième côte en avant. On fait passer le courant deux fois cinq minutes dans chaque aiguille ; l'opération est très bien supportée.

15 Mars. — Le malade a été soulagé à la suite de la séance d'électro-puncture. La respiration se fait plus librement et son facies est moins anxieux ; l'état général continue à être bon. Comme modification locale, il faut noter une sensible diminution dans l'intensité des battements perceptibles à la main ; le bruit de souffle est aussi très atténué.

2 Avril. — Nouvelle séance d'électrolyse. — Trois aiguilles ont été enfoncées : l'une dans le second espace intercostal droit à 2 centimètres environ du bord droit du sternum ; les deux autres dans le troisième espace, l'une à trois centimètres, l'autre à 7 ou 8 centimètres du sternum. Le courant a passé deux fois cinq minutes dans chaque aiguille, toujours d'après le procédé déjà employé et décrit par M. Dujardin-Beaumetz. Le malade s'est plaint de quelques douleurs. Pas d'incident.

4 Avril. — La région de l'anévrysme est toujours le siège de douleurs spontanées vives ; depuis deux jours les battements sont un peu plus tumultueux. — Du reste, depuis la séance d'avant-hier, le malade se plaint d'un peu d'essoufflement, et les battements du cœur sont beaucoup plus précipités. — Le souffle n'a pas reparu. A la base du poumon droit, on entend quelques frottements secs, simulant des râles sous-crépitants.

OBSERVATION VI.

Anévrysme de l'aorte traité par la galvano-puncture. — Notable amé-lioration. — Observation de M. Rivet (service du professeur Ball).
(Extrait de la *France Médicale*).

X... cordonnier, âgé de quarante-cinq ans, depuis trois ans éprouve de l'oppression, surtout dans le décubitus dorsal ; crachement de sang. A son entrée, cyanose marquée des lèvres et des oreilles. Un peu d'exophthalmos double. Dilatation anormale du système veineux : dans la moitié supérieure du corps, la poitrine est couverte de veines variqueuses plus accusées à droite qu'à gauche. Cette dilatation anormale du système veineux, accusant la formation d'une circulation en retour supplémentaire, fait émettre à M. Ball l'hypothèse d'une compression en masse de l'oreillette droite, qui aurait pour résultat une gêne circulatoire dans les deux veines cave supérieure et inférieure. Douleurs névralgiques du côté droit et dyspnée : les vomissements glaireux, avec quelques stries sanguinolentes, vomissements qui provoquent des efforts, prouvent de la compression du côté de l'œsophage.

Le thorax présente une voussure en masse plus accusée vers la droite. Par la palpation, double centre de battements. A droite, c'est le cœur lui-même qui semble battre et donner la sensation du choc de la pointe dans le troisième espace intercostal à 5 cent. de la ligne médiane du sternum. A gauche le choc de la pointe est très faible.

La percussion révèle en avant l'existence d'une matité anormale ; à partir de la ligne médiane : 7 centimètres sur la seconde côte, 11 sur la troisième, 10 sur la quatrième. En arrière, on perçoit à l'auscultation les battements de la tumeur. Bruits du cœur faibles : souffle au second temps. Dans toute la zone de matité, l'oreille perçoit un battement rhythmé avec quelques intermittences. Maximum dans le troisième espace intercostal à 5 centimètres de la ligne médiane.

M. Ball porte le diagnostic : tumeur anévrysmale très volumineuse de la portion ascendante de la crosse de l'aorte, occupant la plus grande partie du côté droit de la poitrine et communiquant avec l'aorte par un orifice assez étroit.

Traitement par l'électrolyse, 28 février 1878, 1re *opération*, par le procédé de Ciniselli modifié. Le pôle négatif est placé sur la partie supérieure de la cuisse : le pôle positif est mis alternativement en communication avec la tumeur au moyen de deux aiguilles, la première enfoncée dans le second espace intercostal à 7 centimètres de la ligne médiane et à 5 centimètres de profondeur, la seconde dans le troisième espace. Le malade a un peu souffert de l'opération ; mais le lendemain il accuse moins d'oppression. Bruit de souffle moindre : les mouvements d'expansion de la tumeur sont aussi énergiques. Les nuits sont plus calmes, les douleurs névralgiques moins fortes, facies moins congestionné. En somme, légère amélioration.

19 *Mars*. 2e *opération*. Trois aiguilles : les deux premières dans le second espace, la troisième dans l'espace intercostal au-dessous. Chaque aiguille est mise en rapport avec le pôle positif à deux reprises et pendant 5 minutes chacune.

Le lendemain et les jours suivants le sommeil est revenu, l'oppression est insignifiante : les veines du cou, de la poitrine et du ventre ont repris à peu près leur volume normal, l'impulsion de la tumeur est sensiblement moins forte.

Amélioration qui ne s'est pas démentie.

Pendant le passage du courant à travers l'une des aiguilles, nous avons vu se produire des contractions assez violentes des muscles du thorax, accompagnées d'une vive douleur. Ces accidents étaient évidemment dus à une série de courants interrompus, dont la cause a été découverte dans une adaptation incomplète de l'aiguille avec la tige métallique qui termine le fil conducteur. Il faut donc s'assurer du contact parfait des deux extrémités, la présence de courants interrompus étant susceptible de compliquer gravement peut-être une opération que nous croyons bien inoffensive par elle-même.

L'an dernier nous avons retrouvé cet opéré, à l'hôpital Saint-Antoine dans le service de notre excellent maître M. Duguet. L'amélioration a persisté...

OBSERVATION VII

Anévrysme de la portion ascendante de l'aorte. — Insuffisance aortique.
Traitement par l'électro-puncture.

Le nommé Guilley, âgé de 36 ans, cuisinier, entre le 17 mars 1877 dans le service de M. Dujardin-Beaumetz, salle Saint-Lazare, n° 9. Voici les renseignements que fournit le malade sur les circonstances qui nécessitent son entrée à l'hôpital :

Cet homme a joui jusqu'ici d'une bonne santé, il n'a jamais eu de rhumatismes, pas de syphilis et, suivant son dire, il n'aurait jamais fait d'excès alcooliques. Du côté de ses parents, sa mère est encore bien portante ; quant à son père, il est mort d'une apoplexie cérébrale.

A quatorze ans, il aurait éprouvé tous les symptômes qui caractérisent une néphrite parenchymateuse, les urines étaient rares, il aurait eu un œdème généralisé ; pendant près de six mois, le malade serait resté alité.

Il y a quatre ans, cet homme, qui habitait Montevideo depuis plus de dix ans, fit une chute violente sur le côté droit de la poitrine au niveau de la région mammaire ; il n'y eut pas d'ecchymose et la douleur disparut au bout de quelques jours. Il y a deux ans, sans cause appréciable, il survint une douleur sourde dans le côté droit de la poitrine, et qui s'irradia dans les bras et surtout dans celui du côté droit ; à ces douleurs se joignirent bientôt des palpitations assez intenses pour faire osciller le siège sur lequel il était assis ; ces palpitations augmentaient sous l'influence des émotions ou des efforts. Bientôt il ne lui fut plus possible de se livrer à aucun travail pénible, et lorsqu'il était couché sur le côté gauche il éprouvait immédiatement une dyspnée des plus intenses. Puis, il y a à peu près un an, le malade observa une voussure plus marquée du côté droit de la poitrine, au niveau des quatrième et cinquième côtes. La voix devint sourde, il eut de la difficulté à avaler et les douleurs névralgiques augmentèrent d'intensité ; tous ces symptômes, que les médecins de Montevideo attribuèrent à un anévrysme de l'aorte, forcèrent le malade à quitter cette dernière ville le 12 janvier 1877, et il arrivait à Bordeaux le 14 février. A peine débarqué dans cette ville, il entrait à l'hôpital,

8

dans le service du docteur Burguet, salle 14, n° 4. On appliqua de la glace sur la tumeur de la poitrine et l'on donna de l'iodure de potassium ; ce traitement amena une amélioration notable dans le volume de la tumeur, mais détermina une bronchite assez forte pour faire cesser l'emploi de la glace. Il quitta Bordeaux pour venir à Paris, et voici dans quel état nous le trouvons lors de son entrée à l'hôpital :

C'est un homme de taille moyenne, portant toute sa barbe et ayant la pâleur des individus atteints d'affection aortique ; la respiration est fréquente, précipitée, et l'on voit que le moindre effort augmente chez lui cette dyspnée. Le thorax est soulevé par les battements, et on constate, à première vue, l'existence d'une voussure manifeste à la droite du sternum au niveau des troisième, quatrième et cinquième côtes, et qui s'étend jusqu'à la région mammaire ; dans toute l'étendue de cette voussure on observe des battements expansifs très visibles à l'œil nu et qui sont surtout marqués dans le troisième espace intercostal.

Si l'on vient à appliquer la main sur la tumeur, on la voit soulevée par des battements énergiques et rhythmés comme ceux du cœur. La percussion donne une matité qui s'étend dans toute l'étendue de la tumeur et qui se confond par sa partie inférieure avec la matité du foie ; l'auscultation permet d'entendre un bruit de souffle double et beaucoup plus marqué au second bruit qu'au premier ; ce bruit a son maximum de densité au niveau du troisième espace intercostal, à 1 centimètre du bord droit du sternum, et il se prolonge d'ailleurs dans toute l'étendue de la tumeur. Enfin pour compléter ces renseignements, disons que la pression est douloureuse surtout au niveau du quatrième espace intercostal.

La pointe du cœur bat dans le sixième espace intercostal et au dehors de la ligne abaissée du mamelon : le volume de cet organe est augmenté, et lorsqu'on l'ausculte on constate qu'il existe à la base du cœur et le long de l'aorte un bruit de souffle au second temps, des plus marqués. La percussion ne permet pas de reconnaître le degré de dilatation de l'aorte ; le pouls est rebondissant, il est égal des deux côtés et présente tous les caractères que l'on a assignés au pouls de Corrigan.

En dehors de ces symptômes locaux, le malade ne présente aucun trouble du côté de la poitrine ; à l'auscultation, on perçoit en arrière, du côté droit, les bruits de souffle que l'on a notés à la partie antérieure de la poitrine. Le foie n'est pas augmenté de volume et les fonctions du tube digestif s'accomplissent avec une régularité parfaite. Pas d'œdème du côté des extrémités.

La tumeur anévrysmale, en dehors de la dyspnée qu'elle provoque et des battements douloureux dont elle est le siège, détermine des symptômes de voisinage qu'il est important de noter. La douleur sternale se prolonge dans les bras et en particulier dans le bras droit; la raucité de la voix et la dysphagie sont intermittentes et apparaissent à des époques indéterminées.

Tous ces symptômes mettent le malade dans l'impossibilité de faire le moindre effort, c'est à peine s'il peut descendre pour aller dans le jardin et faire quelques pas; il reste le plus souvent immobile, étendu sur son lit et dans le décubitus dorsal.

Par le cardiographe et le sphygmographe appliqués sur la tumeur, on obtient des tracés qui permettent de voir les battements dont la tumeur était le siège dans les différents points de son étendue. Puis, avec un sphygmomètre à colonne liquide, fort ingénieusement construit par M. Constantin Paul, il est aisé de constater que les battements de la tumeur et ceux du cœur alternaient entre eux. L'auscultation, faite avec des stéthoscopes bi-auriculaires, simples et composés, permet de constater qu'il existait une séparation entre les limites des souffles cardiaques et ceux perçus dans la tumeur. Ces dernières présentaient leur maximum d'intensité dans le troisième espace intercostal à 1 centimètre du bord droit du sternum. La percussion vint compléter ces renseignements et permit d'affirmer qu'il existait chez ce malade une tumeur de l'aorte ascendante ayant probablement son point de départ au niveau de sa partie extrapéricardique.

D'après des recherches minutieuses de M. Dujardin-Beaumetz, cette poche pyriforme ayant son sommet dans le deuxième espace intercostal et sa base au niveau de la face convexe du foie, qu'elle déprimait un peu, devait occuper le côté droit de l'aorte, s'étendre dans les troisième, quatrième et cinquième espaces intercostaux : elle devait communiquer avec l'aorte par un orifice très proche des valvules sygmoïdes, orifice que M. Beaumetz plaçait au niveau du troisième espace intercostal, à 1 centimètre du sternum. Ce diagnostic se complétait par l'examen du cœur ; ce dernier était volumineux, sa pointe battait dans le sixième espace intercostal, en dehors de la ligne verticale abaissée du mamelon; de plus, le bruit de souffle au second temps et le tracé du pouls indiquaient que cette augmentation de volume du cœur dépendait d'une insuffisance aortique.

En résumé, on se trouvait en présenee d'un anévrysme de la première portion de l'aorte ascendante, ayant déterminé, ce qui est la règle dans ces cas, une insuffisance aortique. Une fois fixé sur ces différents points, M. Beaumetz procède à l'électrolyse en présence d'un grand nombre de médecins et d'élèves. L'appareil électrique employé était une pile de Gaiffe de vingt-six éléments, dont l'action avait été réglée de telle sorte que le courant donnait à son maximum 2 centimètres cubes de gaz en cinq minutes. Le manuel opératoire est identiquement le même que celui décrit dans les autres observations; le pôle négatif est fixé sur la cuisse sous forme d'une très large plaque de zinc recouverte de peau de chevreau. Trois aiguilles sont placées dans la tumeur : deux au niveau du quatrième espace intercostal, une troisième dans le troisième espace. Chaque aiguille est mise en rapport pendant cinq minutes avec le rhéophore positif. Pendant une demi-heure, le courant positif a traversé la tumeur.

Les aiguilles sont retirées sans difficulté; elles sont oxydées. Le malade est laissé dans l'immobilité la plus complète, et une vessie pleine de glace est appliquée sur la tumeur. Quatre heures après l'opération, on voyait déjà une diminution notable dans les battements, et le malade éprouvait un grand soulagement.

Le lendemain, on constatait d'une façon évidente la production d'un caillot au niveau du quatrième espace intercostal. Dans le troisième espace, les pulsations, quoique amoindries, se manifestaient encore. Les jours qui suivirent l'opération ne firent qu'augmenter l'amélioration déjà constatée. Le 10 juillet, le malade ne ressent plus les battements; l'application de la main constate une diminution très notable dans les battements de la tumeur, et le cardiographe vient compléter ces renseignements en montrant dans les tracés une notable différence entre l'intensité des pulsations telles qu'elles sont aujourd'hui avec celles que l'on avait obtenues précédemment.

Les eschares sèches, peu étendues, qui s'étaient formées autour de chaque piqûre de la peau sont tombées. Tous ces signes permettaient d'affirmer que par l'électrolyse on avait obtenu la coagulation d'une certaine quantité de sang contenu dans la tumeur et que la couche ainsi formée vient doubler les parois de la poche; mais cette couche est de peu d'étendue. Aussi, M. Beaumetz décide-t-il de recourir à une nouvelle application.

Deuxième séance. — Le 11 juillet, trois aiguilles dans le quatrième espace intercostal : la première à 1 centimètre du sternum, et les autres à une distance de 1 centimètre l'une de l'autre.

Durée du courant, une demi-heure. Pôle positif dans la tumeur. L'amélioration fut très notable, et l'on percevait à peine les battements dans le quatrième espace. Malheureusement, à mesure que cette amélioration se produisait du côté de l'anévrysme, on voyait apparaître les premiers troubles indiquant que le cœur commençait à devenir insuffisant, de l'œdème apparaissait aux extrémités et envahissait peu à peu les membres inférieurs, les bourses et la partie inférieure du tronc. Les urines deviennent rares, la région hépatique douloureuse; le foie augmenta de volume, et l'on assista peu à peu à tous les troubles qui accompagnent les affections organiques du cœur.

Malgré un traitement approprié : « digitale, café, bromure de potassium, diurétiques, drastiques, etc., » ces troubles ne se modifièrent pas : l'œdème et la congestion des différents viscères s'accentuèrent de plus en plus, et le malade succomba, le 27 août, aux progrès de son affection cardiaque, sans qu'une seule fois l'amélioration constatée du côté de l'anévrysme se fût démentie.

Autopsie. — On constate un œdème considérable de toute la partie inférieure du tronc; l'ouverture des différentes cavités montre du côté de l'abdomen un épanchement notable de sérosité, et une augmentation très considérable du volume du foie qui présente une congestion très marquée; les reins sont augmentés de volume et congestionnés; du côté du thorax, on trouve un léger épanchement dans le côté gauche de la poitrine; à droite, le poumon est très adhérent à la paroi costale et présente une congestion intense. La dissection de l'aorte et du cœur, faite par sa partie postérieure et en conservant intacte toute la face antérieure du thorax, montre qu'il existe d'abord une hypertrophie considérable du cœur avec dilatation des orifices; puis, au moment où l'aorte sort du péricarde et sans pouvoir préciser exactement, à cause des adhérences produites, si l'anévrysme est au-dessus ou au-dessous de l'attache du péricarde, on constate qu'il existe dans la première portion ascendante de l'aorte une poche qui occupe le côté droit du sternum, recouvrant les troisième, quatrième et cinquième espaces intercostaux. Cette tumeur est pyriforme, sa base re-

pose sur le diaphragme ; elle présente les dimensions suivantes : elle a, dans son diamètre antéro-postérieur, 0,075 ; le
diamètre transversal, à la base, est de 0,105 ; son diamètre
transversal, au sommet, est de 0,075 ; sa hauteur est de 0,100.
Cette poche, lorsqu'elle est ouverte à sa partie postérieure,
montre qu'elle communique par un orifice circulaire et régulier, placé au-dessus des valvules sigmoïdes avec l'aorte ; que
de plus cette poche n'a de paroi propre qu'à sa partie postérieure, la face antérieure est constituée par la paroi thoracique
elle-même ; du sang liquide occupe la tumeur, sauf à la partie
antérieure où existe un caillot résistant d'un centimètre
d'épaisseur adhérent à la partie antérieure du thorax, et proté-
geant ainsi les espaces intercostaux et les cartilages qui commencent à subir une altération très notable. Le poumon droit
est adhérent à cette poche et double cette paroi.

L'examen de l'orifice aortique montre qu'il est dilaté et que
ses valvules sont complètement insuffisantes. L'examen des
nerfs en rapport avec la tumeur n'a pu être fait.

Nous appelons surtout l'attention sur deux points qui
résultent de l'examen microscopique, celui du diagnostic
porté, d'une part, et du résultat thérapeutique, de
l'autre. La forme, le siège et l'étendue que nous avions
cru devoir donner à cette tumeur ont été complètement
confirmés par les résultats de l'autopsie, et rien de plus
intéressant que de comparer, soit la pièce sèche, soit le
dessin qui a été fait après l'autopsie, avec le schéma que
M. le docteur Constantin Paul avait tracé pendant la vie.
L'identité est complète, pour ainsi dire, mathématique ;
aussi peut-on dire que, grâce aux moyens d'investigations
que nous possédons, nous pouvons, dans certains cas,
apporter, dans le diagnostic des anévrysmes internes,
une précision des plus complètes.

Le second point, c'est-à-dire le résultat thérapeutique
obtenu, vient aussi confirmer nos prévisions qui nous
portaient à croire que la diminution si notable des
battements de la tumeur dépendait d'un caillot formé par
l'électrolyse ; ce caillot, nous l'avons trouvé à l'autopsie,
et nous avons vu qu'il doublait la paroi intérieure de la

poche au niveau des espaces intercostaux, empêchant ainsi les progrès ultérieurs de la tumeur et s'opposant à la destruction déjà commencée des cartilages et des côtes. Mais ce caillot adhérent était peu considérable, surtout lorsqu'on le compare à l'étendue de la poche anévrysmale, et l'on peut même se demander si, dans des tumeurs aussi considérables, l'électrolyse peut amener la coagulation complète de tout le sang qui y est contenu. Nous pensons que, dans l'immense majorité des cas, l'électrolyse ne peut former que des caillots plus ou moins épais, doublant et fortifiant les parois de l'anévrysme.

OBSERVATION VIII.

Anévrysme du tronc brachio-céphalique. — Traitement par l'électro-puncture. — Amélioration passagère. — Mort par la rupture de la poche dans la trachée.

Le docteur B. de la G., âgé de 45 ans, homme fort et vigoureux, a eu des antécédents syphilitiques non douteux. Il a vu apparaître, il y a quatre ans, pour la première fois, les symptômes d'un anévrysme du tronc brachio-céphalique.

M. B. de la G., constatait à cette époque, du côté du cou, une tumeur pulsatile peu volumineuse mais gênante déjà par un bruit de souffle continuel. A cette époque, M. Beaumetz constate au-dessus de la clavicule droite une tumeur de la grosseur d'un œuf de poule, tumeur pulsatile, soufflante, à battements expansifs. Cette tumeur entrave la circulation des veines jugulaires en comprimant les gros troncs de la base du cou, du côté droit; au-dessous de la clavicule, matité dans une étendue de quatre travers de doigt. Au niveau de cette matité, on perçoit, en appliquant la main, des battements profonds. Le cœur est peu hypertrophié. On ne constate aucun bruit de souffle indiquant une lésion d'orifice. La respiration est gênée; il y a cornage, dyspnée, voix rauque et souvent voilée, mais l'examen laryngoscopique fait par M. Krisaber ne montre aucune paralysie des cordes vocales. La dyspnée est

très forte et à chaque effort le malade éprouve des accès de suffocation très pénibles, très douloureux allant jusqu'à l'orthopnée.

L'examen des artères montre la suppression du pouls radial
gauche. Le pouls radial droit reste fort et vibrant.

Des douleurs lancinantes s'irradient dans tout le cou, dans
le bras et l'avant-bras, jusqu'au dos de la main et indiquent
une compression du plexus cervico-brachial. Pas d'œdème des
extrémités. La gêne respiratoire était excessive et durant toute
la nuit le malade ne pouvait fermer l'œil, tourmenté par une
suffocation très intense.

Une consultation eut lieu entre le professeur Broca et les
docteurs Beaumetz, Proust, Constantin, Paul et Franck. Après
avoir constaté la présence évidente d'un anévrysme du tronc
brachio-céphalique avec intégrité du cœur et poche distincte
probable au niveau de l'origine de cette grosse artère, il fût
décidé qu'avant de tenter toute opération, le malade serait sou-
mi, au traitement par l'iodure de potassium et cela avec d'autant plus de raison que M. B. de la G., avait eu dans sa jeunesse
des accidents syphilitiques très manifestes. Sous l'influence de
cette médication, il se produisit une amélioration sensible, et
jusqu'au mois de décembre 1878, le malade put de nouveau vaquer à toutes ses occupations.

Le 15 décembre, M. B. de la G., est repris d'accidents
dyspnéiques effrayants. M. le docteur Beaumetz est mandé en
toute hâte auprès de son confrère et en présence de cette
dyspnée très intense et d'une suffocation menaçant à bref délai
la vie du malade, se décide à pratiquer l'électro-puncture avec
l'aide du docteur Bucquoy et sur la demande de M. B. de G.

L'opération est faite le 24 décembre en présence de M. Bucquoy. Deux aiguilles d'acier très fines sont placées dans la
tumeur et enfoncées à trois centimètres de profondeur. On fait
passer par ces deux aiguilles le courant positif pendant cinq
minutes sur chaque aiguille successivement. L'opération est
douloureuse. Le malade se plaint d'une tension fort pénible
dans la tumeur, d'une douleur dans l'épaule droite, s'irradiant
dans le bras correspondant. La dyspnée se calme; l'état de suffocation disparaît.

Le lendemain on peut constater une amélioration notable et,
malgré le gonflement de la région de la tumeur, la dyspnée et la
douleur ont complètement disparu.

Huit jours après on constatait que la tumeur était plus dure,
moins pulsatile. Quinze jours après la première séance, le doc-

teur B. de la G., en demande lui-même une seconde. Cette fois l'opération est moins douloureuse; le malade en ressent un grand soulagement et sollicite pour la quinzaine suivante une troisième séance d'électro-puncture toujours faite dans les mêmes conditions que la première.

A la suite de cette troisième application de l'électrolyse, l'amélioration est telle que M. B. de la G., peut sortir et se rendre à la campagne en voiture. La dyspnée n'existe plus, la voix est encore rauque et aphone; l'appétit est revenu; le sommeil est bon; l'état général excellent.

La tumeur reste néanmoins pulsatile, elle est plus dure, plus résistante sous le doigt.

Le docteur B. de la G., confiant dans ce nouveau mode de traitement, désire que M. Dujardin-Beaumetz lui fasse une quatrième séance. Cette séance qui a lieu le 7 février 1879 est moins bien supportée. La tumeur prend un développement plus considérable, la dyspnée renaît, à droite la face devient bouffie et le bras droit enfle.

La trachée est refoulée; des phénomènes d'asphyxie se montrent. L'expectoration devient fort difficile. Enfin le 26 février 1879 le malade est pris d'un crachement sanguinolent; puis immédiatement un flot de sang monte à la bouche et la mort arrive subitement.

La famille n'a pas autorisé l'autopsie.

On remarque ici encore, qu'un grand soulagement s'est produit dans les phénomènes douloureux, après chaque séance d'électro-puncture. Les battements de la tumeur étaient moins forts.

OBSERVATION IX.

Anévrysme de la crosse de l'aorte. — Insuffisance aortique. — Application de l'électro-puncture. — Syncope pendant l'opération. — Cessation. — Mort trois mois après.

M. H... est atteint d'un anévrysme de l'aorte dont le docteur Delpeuch a reconnu l'existence et c'est sur l'avis du professeur

Peter que ce malade vient consulter M. Beaumetz. Cet homme, jeune encore, porte à gauche du sternum et au niveau même de cet os une tumeur pulsatile ayant détruit dans l'étendue de plusieurs centimètres le manche du sternum et une partie de la première côte, pour faire saillie au devant de la poitrine. La compression que cette tumeur exerce sur les organes profonds, provoque une toux quinteuse des plus pénibles, accompagnée souvent d'accès de suffocation très violents. Il existe en outre une altération très profonde dans le timbre et l'intensité de la voix.

L'examen des artères et de la tumeur avec le sygmographe et le cardiographe corroborent les symptômes cliniques qui portent à diagnostiquer : anévrysme de la crosse de l'aorte. L'auscultation fait reconnaître à la base du cœur un souffle caractéristique d'insuffisance aortique.

Le moindre mouvement, la plus petite émotion, déterminent chez ce malade, dont le caractère est très irritable, de grands ébranlements allant jusqu'à l'évanouissement. Lorsque le docteur Delpeuch lui annonça que sa toux pouvait tenir à une tumeur anévrysmale, il fut pris d'une syncope telle que M. Delpeuch crut qu'il allait mourir. Pendant plus d'une heure, le malade resta complètement aveugle. Le même accident se reproduisit lorsqu'on prit les tracés.

Néanmoins l'électro-puncture est décidée et M. Beaumetz la pratique en présence du professeur Peter et de plusieurs autres collègues.

Introduction de deux aiguilles sans difficulté. Le courant positif passe pendant cinq minutes sur la première aiguille; mais lorsqu'on applique le rhéophore sur la deuxième aiguille, le malade est pris de syncope. Les battements du cœur deviennent imperceptibles; la face est pâle et livide, la respiration très ralentie. C'est à grand peine qu'on peut ranimer le malade et le faire sortir de cet état tout à fait alarmant. Comme dans les deux syncopes précédentes, le malade reste aveugle pendant plus de deux heures.

Quelques jours après, il éprouvait un soulagement marqué ; mais à cause des accidents syncopaux, les médecins refusent de procéder à une nouvelle séance d'électro-puncture.

La mort survient trois mois après, à la suite d'une syncope. L'autopsie n'a pu être faite.

Tableau des anévrysmes opérés par l'Électro-puncture

DANS LES HOPITAUX DE PARIS

N os	OBSERVATEURS	ANÉVRYSMES	NOMBRE d'applications	APPAREILS	Nombre d'aiguilles. Pôle dans la tumeur	DURÉE DU COURANT	RÉSULTATS
1	DUJARDIN-BEAUMETZ. 1877.	A. de la portion ascendante de l'aorte avec insuffisance aortique.	2.	Gaiffe	3 aig. d'acier. Pôle positif.	5 minutes sur chaque aiguille à 2 reprises, 1/2 heure.	Diminution notable dans les battements de la tumeur. Grand soulagement. Caillots au niveau des aiguilles. Mort par insuffisance aortique plusieurs mois après.
2	PROUST. 1878.	A. de l'aorte à la portion thoracique, avec envahissement du canal vertébral. Méningite spinale.	5 espacées les unes des autres de 3 semaines.	Id.	2 aiguilles. Pôle positif.	5 minutes sur chaque aiguille à 3 reprises.	Amélioration notable. Cessation des douleurs. Mort huit mois après. Autopsie. Caillots lamellaires dans la poche.
3	PROUST. 1878.	A. de l'aorte avec insuffisance aortique.	2.	Id.	3 aig. d'acier. Pôle positif.	5 minutes sur chaque aiguille à 2 reprises.	Amélioration. Quitte l'hôpital.
4	BALL. 1878.	A. de la portion ascendante de la crosse.	2.	Id.	3 aig. d'acier. Pôle positif.	5 minutes sur chaque aiguille à 2 reprises.	Très notable amélioration. Quitte l'hôpital.
5	BERNUTZ. 1878.	A. de la crosse.	5.	Id.		5 minutes sur chaque aiguille.	Malade très soulagée. Diminution considérable dans le souffle.
6	BUCQUOY. 1878.	A. de l'aorte ascendante.	9.	Id.	Id.	Id.	Diminution considérable de la tumeur. Cessation des battements, du souffle. Malade présentée à l'Académie.
7	DUJARDIN-BEAUMETZ. 1879.	A. énorme du tronc brachio-céphalique.	4.	Id.	2 aig. d'acier. Pôle positif.	5 minutes à 2 reprises.	Cessation des douleurs. Amélioration très notable.
8	DUJARDIN-BEAUMETZ. 1879.	A. de la crosse avec insuffisance aortique.	1.	Id.	2 aiguilles.	2 minutes.	Cessation de l'électro-puncture à cause de l'état du cœur et de la tendance aux syncopes.
9	DUJARDIN-BEAUMETZ. 1879.	A. de la crosse.	3.	Id.	2 aig. P. posit. et nég. alternés	5 minutes.	Mort par rupture. Anévrisme faux consécutif.
10	MOUTARD-MARTIN. 1879.	A. énorme du tronc brachio-céphalique.	4.	Id.	2 aiguilles. Pôle positif.	5 minutes à 2 reprises.	La tumeur a diminué, est plus dure; les douleurs sont moindres. Quitte l'hôpital.
11	BOURDON. 1879.	A. énorme de l'aorte ascendante. Insuffisance aortique.	2.	Id.	2 aig. d'acier. Pôle positif.	3 minutes.	Tendance à la syncope. On renonce à l'électro-puncture.
12	DUJARDIN-BEAUMETZ. 1879.	A. du tronc brachio-céphalique.	4.	Id.	2 aiguilles. Pôle positif.	5 minutes.	Modifications très appréciables dans la tumeur, qui devient plus consistante et diminue de volume.

21 Observations d'anévrysmes aortiques opérés par l'électro-puncture
de 1846 à 1868.

Succès, 5. — Amélioration, 3. — Insuccès, 13 (Alternance des
pôles dans la tumeur).

Ciniselli. *Insuccès.* — 1. Anévrysme secondaire externe de
médiocre volume; deux séances d'électro-puncture à 11 jours
d'intervalle; quatre aiguilles d'acier dans la tumeur; passage du
courant pendant 30 minutes; ulcération; mort par rupture
interne.

Succès. Pôle positif sans tumeur. — 2. Anévrysme intra-thoraci-
cique de médiocre volume; une seule application; trois aiguilles
d'acier en communication avec le pôle positif d'une pile à
colonne de 30 éléments avec de l'eau salée; passage du courant
pendant 40 minutes, changé sur les aiguilles toutes les 5 à
10 minutes; amélioration progressive, guérison, récidive dix-
sept mois après.

Insuccès. — 3. Anévrysme secondaire externe; une séance;
quatre aiguilles dans la tumeur; passage du courant pendant
35 minutes; mort par rupture interne 13 jours après; caillot
électrique volumineux dans la poche.

Insuccès. Alternance des pôles. — 1. Anévrysme secondaire
externe volumineux; application de galvano-puncture avec
la pile de Ciniselli; trois aiguilles dans la poche en communication avec le pôle négatif après avoir été isolées par le
courant positif; eschares superficiels; mort par gangrène produite par la distension 42 jours après; caillot électrique.

Bossi. *Amélioration.* — 1. Anévrysme secondaire; deux applications avec 32 éléments de la pile à colonne; six aiguilles
d'acier dans la tumeur; positif sur 5, négatif sur 1 pendant
30 minutes; amélioration progressive.

Insuccès. Alternance des pôles. — 2. Anévrysme primitif externe
volumineux; onze applications avec la pile à colonnes; cinq
aiguilles d'acier; durée du courant: 20 minutes; mort deux
mois après la première opération.

Insuccès. Pôle positif. — 3. Sept applications avec une pile de
Daniel de 30 éléments; courant positif dans la tumeur; mort
un mois après.

Insuccès. Alternance des pôles. — 1. Anévrysme secondaire volumineux ; opéré avec la pile de Vollaston de 28 éléments ; huit aiguilles d'acier en communication avec les deux pôles dans la tumeur ; eschares, hémorrhagies ; mort.

Duncassi. *Insuccès.* — 1. Anévrysme secondaire avec hémorrhagie ; deux applications de galvano-puncture avec pile de Bunsen de 4 éléments ; courant continu pendant 130 minutes sur deux aiguilles d'acier ; eschares, hémorrhagie ; mort.

Insuccès. — 2. Anévrysme volumineux ; deux séances de galvano-puncture en 24 heures avec 6 éléments Bunsen ; courant pendant 20 minutes sur deux aiguilles d'acier ; suppuration, gangrène ; mort par hémorrhagie foudroyante.

Pinali-Vanzetti. *Insuccès. Alternance des pôles.* — 1. Anévrysme secondaire volumineux ; deux applications à 54 jours d'intervalle ; pile à colonne de 30 éléments avec de l'eau salée ; trois aiguilles isolées par le courant positif, puis passage du courant pendant 40 minutes, en alternant les pôles ; mort par rupture interne 22 jours après la deuxième application ; caillot électrique dans la tumeur opérée.

Amélioration. — 2. Anévrysme secondaire externe ; une application avec la pile à colonne de 30 éléments : trois aiguilles d'acier isolées par le courant positif ; passage du courant pendant 40 minutes ; amélioration, mort 100 jours après.

Rougé. *Insuccès. Alternance des pôles.* — 1. Anévrysme secondaire volumineux ; deux séances à 20 jours de distance avec pile à colonne ; six aiguilles d'acier en communication avec les deux pôles ; mort par asphyxie causée par le volume de l'anévrysme interne.

De Cristoforis. *Amélioration. Pôle positif dans la tumeur.* — 1. Anévrysme intra-thoracique de médiocre volume ; une application avec pile à colonne ; trois aiguilles d'acier dans la tumeur ; passage du courant positif pendant 46 minutes ; amélioration progressive ; guérison ; récidive trois mois après.

Insuccès. Alternance des pôles. — 2. Anévrysme secondaire externe volumineux ; une application avec pile à colonne de 30 éléments, les deux pôles dans la tumeur pendant 56 minutes ; excessive distension de la poche ; mort par hémorrhagie.

Insuccès. — 3. Anévrysme intra-thoracique volumineux ; une application avec pile de Daniel, 21 éléments ; neuf aiguilles

d'acier: passage du courant : 30 minutes; prompte amélioration ;
mort par rupture interne 13 jours après; caillot électrique
volumineux.

Succès. Pôle positif dans la tumeur. — 3. Anévrysme intra-thoracique de volume médiocre ; une application avec pile de Daniel
de 21 éléments; trois aiguilles isolées; courant positif; durée
du courant : 30 minutes ; amélioration prompte et progressive;
guérison constatée un an après.

Machiavelli. *Succès. Pôle positif dans la tumeur.* — Anévrysme
intra-thoracique de volume médiocre; une application avec
pile de 30 éléments; trois aiguilles d'acier en communication
avec le pôle positif; passage du courant pendant 30 minutes ;
amélioration progressive ; guérison constatée et durable après
neuf mois.

Gamberini Forri. *Succès. Pôle positif dans la tumeur.* — Anévrysme volumineux de la crosse; deux applications à 60 jours
d'intervalle avec pile de 30 éléments; quatre aiguilles d'acier et
pôle positif dans la tumeur; durée du courant : 40 minutes;
guérison qui dure depuis huit mois.

Mazzuchelli-Porto. *Insuccès. Pôle négatif dans la tumeur.* —
Anévrysme de volume médiocre; quatre applications en huit
jours avec 2 éléments de Bunsen; trois aiguilles en communication avec le pôle négatif dans la tumeur; eschares, distension
considérable de la poche, rupture; mort 10 jours après la
première opération.

Baccelli-Brunelli. *Succès. Pôle positif dans la tumeur.* —
Anévrysme intra-thoracique de volume médiocre; une application avec la pile au bisulfate de mercure; trois aiguilles
isolées; courant positif dans la tumeur, changé toutes les
10 minutes; amélioration prompte et progressive; guérison
constatée quatre mois après.

22 Observations d'anévrysmes intra-thoraciques opérées à l'étranger par l'électro-puncture, de 1870 à 1879.

Succès, 11 (Pôle positif dans l'artère). — Amélioration, 7. — Insuccès, 4.

———

Anderson. *Succès*. 1. — Femme de 46 ans. — Anévrysme de la crosse, traitement fait au moment où la tumeur allait se rompre et s'ouvrir à l'extérieur. — Batterie de Stohr'ër, aiguille enveloppée à un pouce et 1/2 de sa pointe avec de la guttapercha; cette aiguille reliée au pôle positif est *introduite obliquement* dans l'anévrysme. — Plaque de zinc appliquée sur la poitrine.

Succès. 2. — Homme de 52 ans, admis à l'hôpital le 16 avril 1877, pour un anévrysme volumineux de l'aorte avec douleurs intolérables. — Les différents traitements restent inefficaces. La galvano-puncture est pratiquée, le pôle positif dans la tumeur; cessation des douleurs. — Le patient quitte l'hôpital neuf mois après, avec une tumeur plus petite, plus dure, à battements peu marqués, et la douleur est nulle. — (*Pile de Stoh'rer*).

Duncan. (John). *Amélioration*. 1er *cas*. — Tumeur très volumineuse extra-thoracique. Après la première séance, durcissement et réduction de la tumeur; résultat stationnaire au bout d'une quinzaine de jours. Nouvelle amélioration après la seconde séance, mais cinq jours après rupture dans la plèvre; mort.

Insuccès. 2° *cas*. — Tumeur externe du volume d'une orange, à marche très rapide; trois séances; amélioration légère et temporaire après chacune d'elles. Mort par pression intra-thoracique.

Amélioration. 3° *cas*. — Trois séances; amélioration marquée après chacune d'elles: le malade fut perdu de vue pendant plusieurs mois; la tumeur augmenta. Mort par hémorrhagie externe.

Amélioration. 4° *cas*. — Tumeur volumineuse; diminution considérable et progressive pendant cinq semaines avec soulagement de la douleur. Le malade rentra alors chez lui et on en eut plus de nouvelles.

Succès. 5ᵉ cas. — Tumeur du volume d'une demi-orange, à marche lente; après la première séance, diminution de volume, qui continue sous l'influence de l'iodure de potassium. Après six mois de traitement à la galvano-puncture, le fils du malade apprit au médecin qu'il n'y avait plus de tumeur, et que son père allait bien.

Insuccès. 6ᵉ Cas. — Tumeur petite; deux séances; au bout de sept semaines la tumeur était presque de niveau avec la paroi thoracique; huit mois après, mort subite, mais pas d'hémorrhagie externe.

Amélioration. 7ᵉ cas. — Tumeur intra-thoracique; battements dans la fosse jugulaire; dyspnée considérable; galvano-puncture: amélioration immédiate et progressive après l'opération; la malade, blanchisseuse et buveuse, reprit son métier et son vice, le mal récidiva, et la mort survint quelques mois après.

Amélioration. 8ᵉ cas. — Tumeur faisant saillie dans le second espace intercostal droit; amélioration très marquée dès la première séance.

G. Balfour. *Succès. 1.* — Anévrysme de la grosseur d'une orange partant de l'aorte ascendante; dyspnée, accès de suffocation, douleur très vive. Séance d'électro-puncture et aussitôt disparition presque complète des battements superficiels et diminution simultanée des symptômes de compression.

A. Robertson. *Soulagement. 1.* — Anévrysme de la crosse de l'aorte; grand soulagement après les deux ou trois premières séances, mais la mort survient par pneumonie. Une semaine après la 7ᵉ séance on trouva un caillot considérable dans l'anévrysme au point où l'aiguille y avait pénétré.

Insuccès. 2. — Anévrysme de l'artère innominée, compliqué par la présence d'un anévrysme abdominal: le premier fut soumis à la galvano-puncture, le malade fut un peu soulagé, et l'on trouva des caillots à l'autopsie. Ces caillots sont plus solides au point où a pénétré le pôle positif.

David Foulis. *Insuccès. 1.* — Anévrysme de la crosse de l'aorte traité par la galvano-puncture; homme robuste d'âge moyen, a éprouvé depuis trois ans les symptômes d'un anévrysme; celui-ci, un an avant que l'on eût recours à l'électrolyse avait commencé à se montrer à l'extérieur. Séance de galvano-puncture avec 8 éléments de la pile de Stoh'rer, *l'aiguille négative* est introduite dans la tumeur; augmentation de volume; défaut de coagulation. Mort par hémorrhagie interne.

VERARDINI. *Succès*. 1. — Vaste anévrysme de l'arc aortique traité avec succès par l'électro-puncture. Fortier, âgé de 78 ans. Emploi de 8 éléments de la pile de Ciniselli, aiguilles enfoncées à une profondeur de 3 centimètres; 5 séances de 14 à 15 minutes avec inversion du courant chaque 8 minutes.

H. SIMPSON. *Amélioration*. 1. — J.-R., âgé de 24 ans, souffre depuis un an de douleurs sous l'omoplate; proéminence dans le deuxième espace intercostal gauche, animée de battements et soufflante. Traitement par l'iodure de potassium et la diète de Tuffnell restant sans résultat; application de l'électro-puncture sur l'anévrysme de l'aorte qui augmente de volume. Trois aiguilles sont enfoncées dans la tumeur et sont mises en communication avec *le pôle positif*; le pôle négatif en contact avec une grosse éponge humide est sur la poitrine. — Diminution des douleurs. Amélioration notable. — Vingt jours après, nouvelle application; pôle négatif sous la tumeur; hémorrhagie. Mort.

Succès. — 2. John B..., âgé de 18 ans, atteint d'anévrysme de la crosse de l'aorte depuis plusieurs mois : tumeur volumineuse ayant refoulé le larynx et la trachée. Douleurs excessivement vives dans la poitrine, le cou et sous l'omoplate. Traitement par l'iodure de potassium et la diète de Tuffnell qui n'empêche pas la tumeur d'augmenter de volume.— Application de la galvano-puncture : 3 aiguilles sont enfoncées et mises en communication avec le pôle positif d'une batterie de Foveau, pôle négatif sur la poitrine : le courant passe pendant 15 minutes. On élève successivement le nombre des éléments de huit à vingt. — Quatre jours après il est facile de constater une grande diminution dans le volume de la tumeur; les pulsations sont moins accentuées plus de douleurs.

Six mois après, récidive; nouvelle application qui est suivie comme la première d'un amendement considérable dans tous les phénomènes de l'anévrysme.

DRESCHFELD. *Succès, pôle*. — 1. W. M..., admis le 26 octobre à l'hôpital royal de Manchester, portant une tumeur avec battements de la grosseur d'une petite orange : à l'auscultation on y percevait un double claquement. Le 15 novembre 1872, on eut

recours à l'électro-puncture; la pile employée fut celle de
Weiss. — Le pôle positif fut mis en contact avec les aiguilles,
et le pôle négatif terminé par une éponge mise sur la peau, sur
la gauche du thorax. On se servit de trois éléments, puis de
cinq, et on augmenta graduellement le nombre jusqu'à quinze;
quand le malade se plaignit de douleurs dans la clavicule droite,
l'opération fut arrêtée. Deux jours après, la tumeur était beaucoup plus solide, et la pulsation avait fort diminué. La pulsation redevenant plus forte, l'opération fut reprise deux fois avec
le même succès. Le malade se sentant mieux quitta l'hôpital,
et reprit son métier. Quatre ans après, il mourut subitement.
L'autopsie permit de voir que l'anévrysme était rempli d'une
matière ferme, épaisse, ressemblant au tissu fibreux embryon-
naire.

Succès. — 2. Ellen A..., âgée de 44 ans, entrée à l'hôpital le
16 juin 1877, avec tous les symptômes de l'anévrysme de l'aorte
ascendante. Le 17 juillet, la tumeur augmentant de volume
malgré un traitement à l'iodure de potassium et la diète de
Tuffnell. La galvano-puncture est pratiquée. Deux aiguilles sont
mises dans la poche en rapport avec le pôle positif, le pôle négatif sur la peau. On se sert de la pile de Weiss, de cinquante
éléments, dont on augmente le nombre des éléments de trois à
vingt-deux. La séance dure 1 heure 30 minutes. Le lendemain
la tumeur est beaucoup plus petite; mais la pulsation continue
à se faire sentir. Le 7 août, nouvelle application de la galvano-
puncture de la même manière que plus haut : légère douleur.
La tumeur devient ferme, la pulsation à peine sensible. Après
une troisième application de la galvano-puncture, la malade va
de mieux en mieux et quitte l'hôpital. Le 12 mars, examinant
la tumeur, nous constatons qu'elle est ferme, sans pulsations;
pas de bruit en l'auscultant.

Succès. — 2. Richard M..., admis le 10 octobre 1877 pour un
énorme anévrysme de la crosse aortique. Le sternum forme
une grande masse ovale occupant toute la région sous-claviculaire gauche. Son diamètre transversal est de 11.5, son diamètre
vertical 9 centimètres. En avant et à gauche, elle fait une saillie
de 4 centimètres. Au niveau du bord inférieur, la peau est fort
mince, rouge et luisante. Le cas était évidemment désespéré et
on craignait une rupture imminente de la poche. On prescrivit
l'iodure de potassium, la position horizontale, de petites doses
de morphine et de la glace sur la tumeur. Néanmoins les pulsations ne diminuèrent pas : l'anévrysme augmenta et devint
plus douloureux. La galvano-puncture fut alors pratiquée.

Deux aiguilles en rapport avec le pôle positif furent placées dans la tumeur, le pôle négatif se terminant dans une large éponge appliquée sur la peau. Le malade sentit après l'opération une légère douleur dans la tumeur, laquelle ne dura pas longtemps, et il passa une bonne nuit. Plusieurs applications de galvano-puncture sont encore suivies de mieux sensible.

A. H. CARTER. *Succès.* — *Anévrysme de l'aorte thoracique traité par la galvano-puncture.*

G. J., 40 ans, entre à Queen's Hospital le 12 mars 1877. Habitudes sobres ; syphilis 9 ans auparavant.

Bonne santé jusqu'en juillet 1876. Alors, après un effort, une douleur, et peu après, sensation de gêne considérable entre les épaules.

Repos de quelques semaines ; les symptômes morbides cessent jusqu'en février. Alors douleur sous la clavicule droite, augmentant au moindre mouvement, disparaissant par le repos, et accompagnée de palpitations et de briéveté de la respiration. En même temps, le malade remarqua pour la première fois une tumeur et de légers battements à égale distance de la clavicule et du mamelon, à droite. Toux sans expectoration ; douleur causée par la déglutition au niveau de la tumeur. Pouls à 82 (pas de différence entre les deux radiales) Resp : 22. T. 36.9. Matité à la percussion au niveau de la tumeur, avec souffle systolique. Traitement par injection d'ergotine, infructueux.

Le 17 Septembre. — Il rentre à l'hôpital ; les symptômes sus mentionnés ont reparu et la tumeur a augmenté.

22 *Septembre.* — On recommence les injections d'ergotine et on applique de la glace sur la tumeur.

16 *Octobre.* — La tumeur ne paraissant pas diminuer et la douleur étant considérable, on se décida à employer l'électro-puncture. Batterie de Storher à courant constant et à aiguilles isolées.

A 10 h. 50. — On introduit dans l'anévrysme les deux aiguilles, en rapport chacune avec deux couples de la batterie.

11 h. 3. — L'aiguille positive ne paraissant pas être dans l'anévrysme, on l'enlève et on la remet un peu plus à droite. Impulsion moindre, surtout au voisinage de l'aiguille négative.

11 h. 10. — On porte à quatre le nombre des couples ; un peu de malaise, rougeur autour de l'aiguille négative.

11 h. 20. — Diminution des battements et des bruits anormaux.

11 h. 25. — Sensation de brûlure; on interrompt le courant.

11 h. 30. — Ouverture du courant avec deux couples; retour de la sensation de brûlure; apparition d'un gonflement emphysémateux autour de l'aiguille négative.

11 h. 40. — On enlève les aiguilles. Léger suintement sanguin par la plaie de l'aiguille négative. Les battements ont diminué mais la tumeur a augmenté de par l'emphysème. Bourdonnet de charpie imbibé et maintenu par du collodion astringent.

7 h. du soir. — L'emphysème a disparu et le malade se sent bien, quoiqu'il n'y ait pas d'amélioration sensible dans l'anévrysme.

15 *Octobre*. — L'anévrysme a augmenté, il est plus superficiel; tumeur hémisphérique externe; battements marqués. On a depuis le 6 appliqué de la glace et donné KI.

16 *Octobre*. 12 h. 25. — On introduit deux aiguilles sans difficulté et on les met en communication avec 12 couples de la pile de Stohrer immergée à moitié seulement dans l'acide.

12 h. 40. — Interversion du courant.

12 h. 53. — Nouvelle interversion; tumeur moins proéminente, plus dure; un peu de rougeur autour de chaque aiguile; douleur légère au voisinage de l'anévrysme.

1 h. 10. — On enlève les aiguilles. Amélioration sensible. Le bruit systolique a disparu.

26 *Octobre*. — La tumeur externe a disparu, mais il est revenu un léger bruit systolique, et l'état de l'anévrysme est comme avant la première opération.

15 *Novembre*. — Amygdalite qui cède à un traitement de quelques jours.

29 *Novembre*. — Nouvelle séance de galvano-puncture.

12 h. 20. — On introduit deux aiguilles en communication avec huit couples, immergées seulement à moitié. Pas de changement dans la direction du courant pendant la séance qui dura jusqu'à 12 h. 56. Pas de douleur. On applique sur les piqûres de la charpie collodionée, et par dessus un sachet de sable.

2 *Décembre*. — Pulsations moins distinctes, plus diffuses; pas de douleur, température normale.

12 *Décembre*. — Les battements sont devenus presque imperceptibles; le murmure systolique a disparu, pas de douleur; état général bon. Sort très amélioré.

L. Browne. *Succès. — Anévrysme de l'aorte traité par la galvano-puncture.*

Homme de 44 ans, laboureur, ancien soldat, d'une bonne santé habituelle, pas de syphilis antérieure.

En mars dernier, tumeur au sein droit; en juillet, douleur et dyspnée; la tumeur augmente alors rapidement; congestion de la face. Entre à West Bromwich Hospital le 13 août 1877. Alors, respiration courte, voix rauque, veines superficielles très dilatées, surtout sur le thorax et l'abdomen; bruits du cœur très faibles; pouls à 98, paraissant plus petit à l'artère radiale droite qu'à gauche et en retard à droite.

La tumeur s'étendait obliquement du côté droit du sternum depuis le deuxième cartilage costal jusqu'à la cinquième côte; elle présentait tous les signes d'un anévrysme de l'aorte ascendante.

Le 12 Septembre. — On introduit entre la troisième et la quatrième côte, et entre la quatrième et la cinquième, deux aiguilles en or argenté, et on les met en communication, l'une après l'autre, avec les pôles positif et négatif d'une pile de Stohrer, en employant, pendant vingt minutes chaque, deux, quatre et six couples. Ni cautérisation de la peau, ni hémorrhagie après l'enlèvement des aiguilles; tumeur moins volumineuse; disparition de la fluctuation, diminution des pulsations, épaississement des parois du sac.

Le 9 Octobre. — Deuxième séance de galvano-puncture. Application des mêmes aiguilles entre la troisième et la quatrième côte, en communication *avec le courant positif de quatre couples, et d'une large électrode sur le sternum. Ni hémorrhagie ni cautérisation; douleur légère; amélioration plus marquée que la première fois.*

16 *Novembre.* — Deux aiguilles volumineuses, isolées, à pointe d'acier, sont introduites entre les troisième et quatrième côtes, à environ un pouce et demi l'une de l'autre. On les met en rapport avec le courant positif de huit couples de Stohrer, et une éponge à manche, appliquée sur le sternum, est réunie au courant négatif. Pas d'accident. Durée 70 minutes.

Le 20 Novembre. — La tumeur paraît solide. Pas de pulsations; les battements artériels seuls font mouvoir la tumeur.

2 *Décembre.* — L'état général est si bon que le malade pense qu'il est guéri et quitte l'hôpital.

Mais en février 1878 on apprend que son état est aussi mauvais qu'au moment de son entrée à l'hôpital.

INDEX BIBLIOGRAPHIQUE

Anderson. — *Two cases of Thoracic Aneurism, Lancet,* 13 juin 1870. *Bristish med. journ.,* 1875.

Anstie. — *Galvano-punctura in a case of abdominal aneurism, The Lancet,* 187ͷ (t. II, p. 98).

Balfour. — Cases illustrative of some difficulties in the diagnosis of Aneurism, close to the heart. Edimb., *Med. journal,* 1871.

Bacchi. — Revue critique sur le traitement des anevrysmes de l'aorte, *Bulletin thérapeutique,* 1878, t. II, p. 119 et suiv.

Boinet. — Rapport sur le traitement des anévrysmes par la galvano-puncture, *Mém. Soc. chir.,* t. III, 1853.

Bouillaud. — Diagnostic des anévrysmes de l'aorte. Thèse, Paris, 1823.

Broca. — Des Anévrysmes et de leur traitement, Paris, 1853.

Brown. — Case of aortic aneurism treated by galvano-puncture, *The Lancet.* 1878, t. II, p. 582.

Bowditch (H.). — Case of aortic aneurism. Philadelphia, *Med. Times,* feb. 1876.

Bucquoy. — Anévrysme de l'aorte traité avec succès par l'Electrolyse, *Bull, Acad. méd.,* 1879.

Ciniselli. — Sulla elettro-punctura nella cura degli aneurismi. *Crémone,* 1856.

   Id. — Sul processo operativo dell'elettro-punctura nella cura degli aneurismi dell'aorta, *Annali universali di medicina,* nov. 1870.

   Id. — Aneurisma dell'aorta trattato coll'élettro. *Giornale della R. Acad. di Torino,* 1873.

   Id. — Sopra alcuni aneurismi dell'aorta toracica osservati dosso, 1870 *Galvani,* 1873.

   Id. — Sulla elettroliti considerata negli esseri organizzati, *Galvani,* 1874.

Clavel. — *De l'electro-puncture,* Paris, 1837.

Charcot et **Ball.** — Art. Anévrysme aorte, *Dictionnaire de Médecine,* Paris, 1876.

Dixon-Mame. — On curvent measurements in electro-therapeuticis and in the electrolysis of blood, *British med. journ.,* 1878, t. I, p. 404.

Dreschfeld (J.). — Treatment of aortic aneurism. *Rev. mens. de méd. et de chir.,* 1878, p. 561.

Dujardin-Beaumetz. — *Leçons de cliniques thérapeutiques.* Paris, 1878, p. 181 et suiv.

   Id. — Note sur un cas d'anévrysme de la crosse de l'aorte traité par l'électro-puncture, *Bull. de la Soc. méd. des hôp. de Paris,* 1877.

Duncan. — Lectures on Electrolysis, *British med. journ.,* 1876, t. I, p. 619-715.

Franz-Fischer. — *Berliner Klin-Woch,* p. 607-609.

Franck (F). — Recherches sur le pouls dans les anévrysmes. In *Journ. d'anat. et phys.,* Paris, 1877-1878-1879.

Gérard. — *Essai sur la coagulation du sang.* Thèse, Paris, 1838.

Gendrin. — Mémoire sur le diagnostic des anévrysmes des grosses artères. In *Rev. méd.*, 1844, t. III, p. 508.

Grisolle. — *Pathologie interne*, t. II, Paris, 1875.

Jaccoud. — *Pathologie interne*, t. II, p. 83, Paris, 1877.

Lecadre. — Contribution à l'étude de l'électrolyse dans le traitement des anévrysmes. (*Assoc. française pour avancement des sciences*, Le Havre, 1877, Analysé in *Progrès méd.*, 1877, p. 672).

Lefort. — Art. anévrysmes, *Dict. encycl. des sc. méd.*, Paris, 1866, t. IV.

Luton. — *Dict. de méd. et chirurg. pratiques*, t. II.

Mahomed. — Some indications for the diagnosis and treatment of aortic aneurism (*British med. journ.*, 1878, t. I, 816.

Marey. — Physiologie médicale de la circulation du sang, Paris, 1863.

Onimus et **Legros.** — Électricité médicale, 1872.

Proust. — Sur le traitement des anévrysmes de l'aorte par l'électro-puncture. (Association française pour avancement des sciences, 1878). Analyse in *Progrès méd.*, 1878, p. 685.

Richet. — *Nouv. Dict. de médec. et chirurg. pratiques*, Paris, 1865, t. II, p. 260.

Sevestre. — Revue sur traitement des Anévrysmes, *Revue des Sciences méd.*, Paris, 1879, p. 744.

Simpson. — Two cases of thoracic aneurism in which galvano-puncture was used. *British med. journ.*, 1877, t. II, p. 40.

Scarpa. — *Sull aneurisma.* Pavia, 1804.

Stokes (W.). — On the Diagnosis of aneurism. Dublin, *Med. journ.*, 1834.

Strambio. — Sperimenti di galvano ago punctura, instituti : *Sulle arterie et sulle vene*, Milan, 1847.

Teissier (J.). — De la valeur thérapeutique des courants continus. (*Thèse d'agrég*, Paris, 1878).

Tripier. — Application de l'Électricité à la médecine et à la chirurgie. Paris 1874.

Verardini. — Anévrysme de l'aorte traité par l'Électrolyse. *Alger méd.*, 1878.

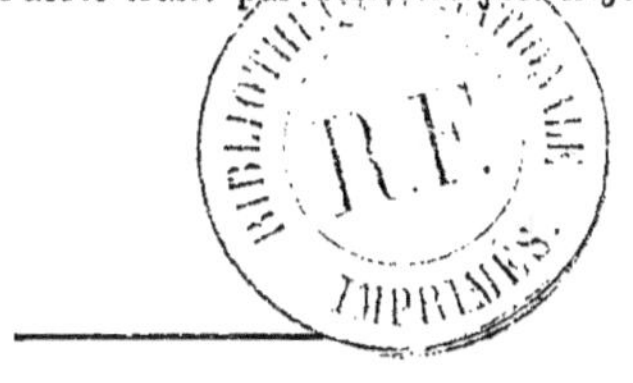

TABLE DES MATIÈRES

L. ROBIN.

3007 Paris. Imp. Felix Malteste et Ce, r des Deux-Portes-St-Sauveur, 22

CAILLOTS OBTENUS DANS LES ARTÈRES DU CHEVAL

par l'Electro - puncture

Pôle positif dans l'Artère.

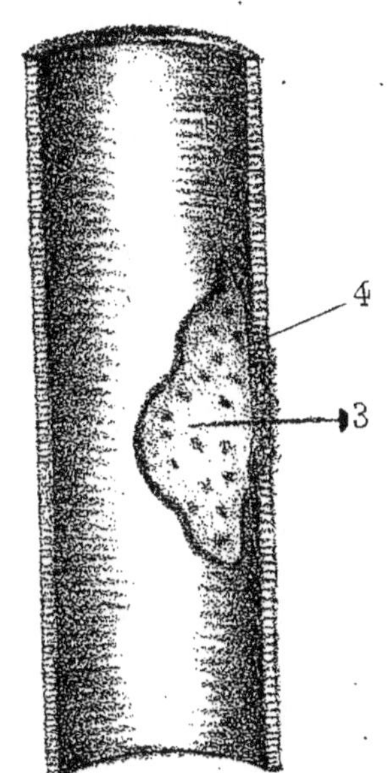

A. Section verticale
de l'Artère et du Caillot.

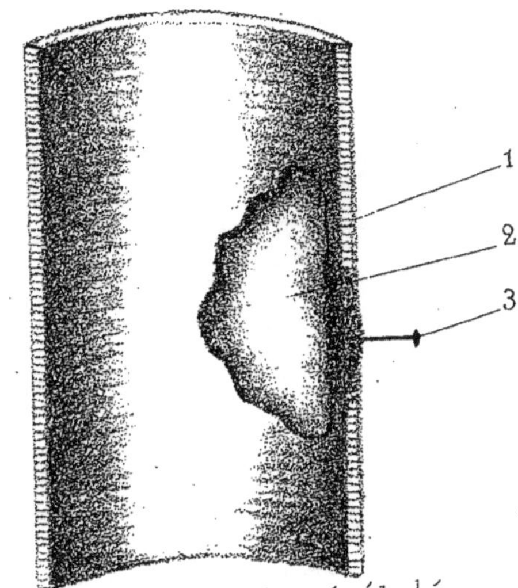

B. Artère ouverte et étalée.

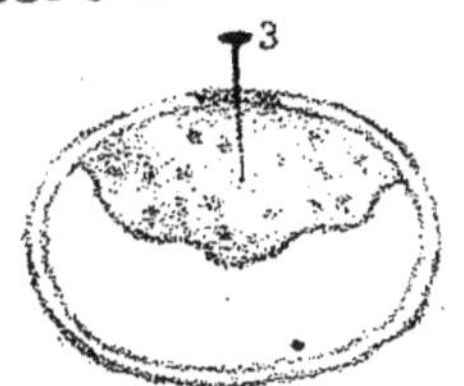

D. Section transversale.

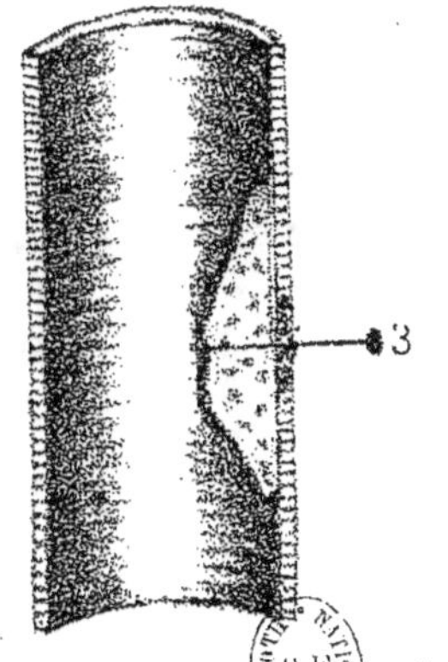

C. Section Longitudinale.

Légende

1. Paroi artérielle.
2. Caillots.
3. Aiguille à Electrolyse.
4. Cristaux et blocs de globules sanguins.

COUPES DE CAILLOTS

obtenus par l'Electro-puncture.

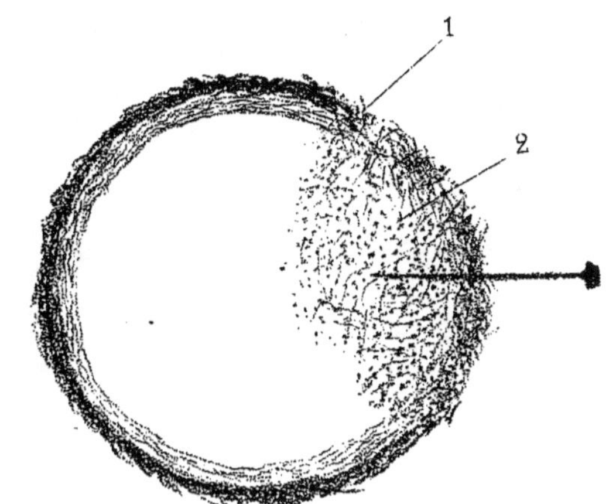

$$\frac{15}{1}$$

Fémorale d'un chien 25 jours
après l'Electro-puncture.

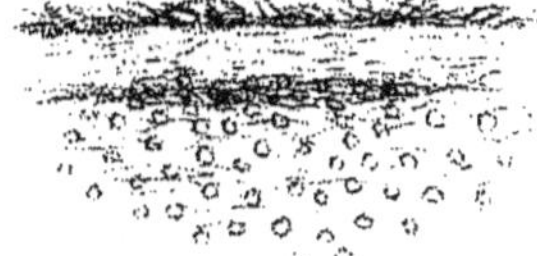

Coupe du Caillot.

$$\frac{200}{1}$$

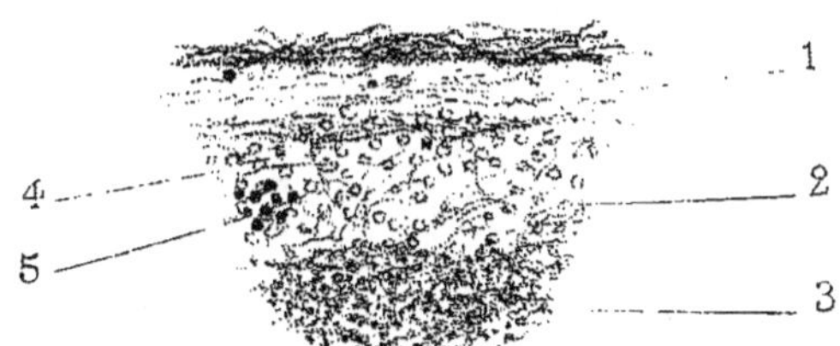

Coupe du Caillot.

1.-Paroi artérielle.   2.-Zône fibrineuse.   3.-Zône cruorique.
4.-Globules sanguins. 5.- Cristaux.